# Anémie et Cancer

# de l'estomac

PAR

## Le D<sup>r</sup> Amédée-Pierre MARCORELLES

ANCIEN INTERNE DES HÔPITAUX DE PARIS
ET DE L'HÔPITAL DES ENFANTS MALADES

PARIS

G. STEINHEIL, ÉDITEUR

2, RUE CASIMIR-DELAVIGNE, 2

—

1910

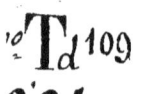

# Anémie et Cancer de l'Estomac

# DU MÊME AUTEUR.

Broncho-pneumonie à entérocoque. Oculo-réction positive. Guérison. (En collaboration avec le D$^r$ Georges ROSENTHAL.) *Société de médecine de Paris*, 25 avril 1908.

Deux cas bénins de rhumatisme articulaire aigu, avec biosepticémie à bacille d'Achalme, constatée uniquement en ballon cacheté. (En collaboration avec le D$^r$ G. ROSENTHAL.) *Société de l'Internat des hôpitaux de Paris*, 30 avril 1908.

Aérobisation d'emblée du bacille du tétanos, rapidement isolé d'une plaie tétanique. (En collaboration avec le D$^r$ G. ROSENTHAL.) *Société de biologie*, 2 mai 1908.

Rétrécissement mitral avec nanisme mitral, probablement par hérédo-syphilis. (En collaboration avec MM. Marcel LABBÉ et G. ROSENTHAL.) *Société médicale des hôpitaux*, 8 mai 1908.

Nécessité de l'emploi du ballon cacheté dans l'hémoculture au cours du rhumatisme articulaire aigu. (En collaboration avec le D$^r$ G. ROSENTHAL.) *Soc. de méd. de Paris*, 23 mai 1908.

Tétanos suraigu mortel; aérobisation d'emblée du bacille de Nicolaïer. (En collaboration avec MM. Marcel LABBÉ et G. ROSENTHAL.) *Société de l'Internat des Hôp. de Paris*, 26 mai 1908.

Œdème et anasarque chez le nourrisson. (En collaboration avec le D$^r$ Pierre LEREBOULLET.) *Soc. de Pédiatrie*, 15 décembre 1908.

Maladie de Paget du mamelon. Ablation du sein après biopsie. Dégénérescence néoplasique de la glande. (En collaboration avec M. O. PIZON.) *Soc. anatomique*, 2 juillet 1909.

Rétrécissement et insuffisance des orifices mitral et tricuspide. Cyanose des poumons. Embolies de l'artère rénale droite et de l'aorte abdominale. (En collaboration avec le D$^r$ Prosper MERKLEN.) *Tribune médicale*, 8 janvier 1910.

Cancer de l'œsophage avec fistule œsopulmonaire et abcès du poumon. (En collaboration avec M. T. FERRAN.) *Soc. anatomique*, 14 janvier 1910.

Un cas de lymphosarcome ganglionnaire et testiculaire. (En collaboration avec le D$^r$ P. LEREBOULLET.) *Soc. de Pédiatrie*, 18 janvier 1910.

Communications œso-pulmonaires au cours du cancer de l'œsophage. (En collaboration avec M. T. FERRAN.) *Progrès médical* (en préparation).

# Anémie et Cancer

# de l'estomac

PAR

## Le Dr Amédée-Pierre MARCORELLES

ANCIEN INTERNE DES HÔPITAUX DE PARIS
ET DE L'HÔPITAL DES ENFANTS MALADES

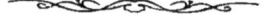

PARIS

G. STEINHEIL, ÉDITEUR

2, RUE CASIMIR-DELAVIGNE, 2

—

1910

A LA MÉMOIRE DE MON GRAND-PÈRE

Le Professeur COURTY


A MON PÈRE

Le Docteur J. MARCORELLES

# A MON MAITRE ET PRÉSIDENT DE THÈSE

## M. Le Professeur THOINOT

MEMBRE DE L'ACADÉMIE DE MÉDECINE

MÉDECIN DE L'HÔPITAL LAENNEC

CHEVALIER DE LA LÉGION D'HONNEUR

# A MES MAITRES DANS LES HOPITAUX DE MARSEILLE

M. le Professeur Combalat

## Externat

MM. le Professeur d'Astros (1902).
le Docteur Boy-Tessier (1902) (*in memoriam*).
le Docteur Schnell (1903).

MM. les Professeurs F. Arnaud, Delanglade.

# A MES MAITRES DANS LES HOPITAUX DE PARIS

## Externat

MM. le Docteur Toupet (1903-1904).
le Professeur Quénu (1904-1905).
le Docteur J. Darier (1905-1906).

## Internat

MM. le Docteur Charpentier (1906).
le Professeur Thoinot (1907).
le Professeur Hayem, les Professeurs agrégés Labbé,
Thiroloix (1907-1908).
le Docteur Richardière (1908-1909).
le Docteur Parmentier (1909-1910).

A M. le Professeur agrégé P. Duval. MM. les Docteurs
Pierre Lereboullet, Pissavy, Ramond, Launay, de
Massary.

# INTRODUCTION

Par sa localisation au niveau d'un organe important, dont il trouble souvent la fonction au point de l'anihiler; par la production incessante de substances toxiques qui pénètrent dans la circulation et déterminent des altérations sanguines, le cancer de l'estomac est une des causes les plus fréquentes de déglobulisation et de modifications pathologiques graves du sang.

Si cependant, dans la majorité des cas, les altérations sanguines marchent de pair avec la cachexie cancéreuse, il est des cas où elles prennent une importance telle que le malade se présente surtout comme un anémique, les signes de néoplasie stomacale restant au second plan. Dans quelques cas même ces derniers signes sont cliniquement absents, le malade semble atteint d'anémie pernicieuse, dont la cause réelle ne peut être révélée que par un examen approfondi. Hayem, le premier a décrit cette forme un peu spéciale sous le nom de « forme anémique du cancer de l'estomac ».

Dans certains cas enfin, moins connus, le cancer s'est propagé à la moelle des os. Ces métastases osseuses viennent encore compliquer le problème et donnent à l'affection un aspect tout à fait anormal.

Toutefois, dans ces différentes formes, le diagnostic est encore possible et si la clinique est insuffisante à nous renseigner sur la cause de cette anémie grave, le laboratoire

permet par l'étude du sang, du sérum sanguin, du suc gastrique, etc., d'arriver à la reconnaître dans la plupart des
cas.

Nous proposons dans ce travail, après avoir fait un tableau
d'ensemble de l'anémie dans le cancer de l'estomac en général, d'étudier, au point de vue clinique et hématologique,
les formes compliquées d'anémie grave, en particulier la
forme anémique et celles où le cancer s'est compliqué de
métastases dans la moelle osseuse. Puis nous étudierons la
pathogénie de ces altérations sanguines, pour rechercher le
rôle qui revient à chacune des causes que l'on a successivement invoquées.

Enfin dans un dernier chapitre, nous verrons les différents
moyens que le laboratoire met à notre disposition pour déceler la nature cancéreuse de ces anémies et qui peuvent
être d'une réelle utilité pour le diagnostic.

# CHAPITRE PREMIER

# HÉMATOLOGIE DU CANCER DE L'ESTOMAC EN GÉNÉRAL

## § 1. — Généralités.

Le sang d'un malade atteint de cancer de l'estomac offre en général un aspect fluide et pâle. L'étalement sur lame se fait mal. Sa coagulabilité est cependant normale et son caillot est rétractile.

La mesure de l'alcalinité donne des résultats variables suivant les auteurs. Karfunkel, Moracsewska l'ont vue augmentée ; mais pour la plupart elle est diminuée, descendant plus ou moins au-dessous de la normale, qui oscille entre 0,28 et 0,32 de NaOH %. Krokievicz l'a vu diminuée dans presque tous les cas de cancer de l'estomac qu'il a étudiés.

L'étude chimique a révélé une augmentation de la teneur en eau et une diminution de l'albumine. Von Jacksh a trouvé 8 gr. 48 d'albumine % au lieu de 22,62 et plus de 90 % d'eau. Cette teneur élevée en eau coïncide avec une diminution du résidu sec et du poids spécifique. Pour Donati le résidu sec, normalement de 21,4 %, tombe à 8, 13%, le poids spécifique à 1030 à 1060 au lieu de 1055 à 1060. Hintzing et Gumprecht ont obtenu les mêmes résultats.

Cependant Hammershlag a trouvé une densité normale du sérum chez des cancéreux ; mais il s'agissait de malades cachectiques. Cette concentration relative ou même absolue du sang, est un phénomène qui se rencontre, comme du reste dans les cancers de l'œsophage, dans de nombreux cas de cancers du cardia et du pylore où le malade se nourrit de façon insuffisante et se déshydrate.

Il se produit alors un épaississement du sang dû à l'appauvrissement des tissus en eau. La masse totale du sang est diminuée, le sang contient moins de matériaux solides : c'est l'oligémie sèche.

Enfin, on a reconnu une diminution de la teneur en fer et en azote.

## § 2. — **Globules rouges.**

1º **Numération.** — Tous les auteurs qui se sont occupés de la question ont fait des numérations. Mais leurs chiffres varient cependant beaucoup.

Pour Stengel, il y a rarement moins de deux millions. Osler et Mac Crae ont vu les chiffres osciller entre 1.860.000 et 3.700.000 Krokievicz donne une moyenne de 2 à 3 millions. Mouisset et Tolot ont trouvé chez les cancéreux des variations entre 1,5 million et 3,5 millions. Ce sont aussi les chiffres que nous avons nous-même rencontrés.

Mais à côté de ces chiffres moyens, nous avons relevé d'une part des chiffres très bas : Limbeck donne une moyenne de 1 à 2 millions, Lubarsh, des chiffres plus bas encore; mais il est probable qu'ils font rentrer dans leur statistique des malades très anémiques et qui rentrent plutôt dans la catégorie de ceux que nous étudierons tout à l'heure.

Dans d'autres cas, on a vu au contraire des chiffres voisins de la normale. Ce sont des malades qui ont 3 millions et demi, 4, 5 millions et même plus.

Mouisset et Tolot ont vu ainsi chez cinq malades atteints de cancer de l'estomac, un nombre de globules rouges à peine diminué. Mais plusieurs de ces sujets étaient atteints depuis peu de temps, et leur affection, de date récente, n'avait pas encore amené d'aggravation sérieuse de l'état général.

Cette absence de déglobulisation peut aussi être expliquée différemment.

Osterpey et Cabot ont vu des malades présentant un nombre de globules rouges très élevé, une teneur en hémoglobine atteignant 82 à 98 %. Cette contradiction apparente est due le plus souvent à une concentration exagérée du sang, que celle-ci soit causée par un défaut d'absorption, comme nous l'avons vu plus haut, ou par déshydratation, comme chez un malade de Mouisset et Tolot qui, très cachectique, souffrant depuis un an, avait eu une crise de diarrhée à la suite de laquelle était survenu un amaigrissement marqué. La déshydratation intense qu'avait subie ce malade avait amené de la concentration sanguine et explique les résultats de l'examen.

C'est aussi l'opinion de Leichtenstern et de Patrigeon qui ont vu une quantité normale de globules rouges et d'hémoglobine peu de temps avant la mort.

Chez les malades que nous avons examinés, ceux qui étaient porteurs de cancer du pylore avaient fréquemment entre 4 et 5 millions de globules rouges.

Osler et Mac Crae en.ont compté 6 millions chez un malade très affaibli.

Mais on peut aussi, avec Bezançon et Labbé, penser que ces variations dans la richesse en hématies et en hémoglobine sont en rapport avec une toxicité plus ou moins grande du cancer et une résistance plus ou moins grande des globules rouges.

Enfin chez un même malade, si l'on pratique des examens successifs, on voit que l'anémie progresse en même temps que la cachexie : la conservation des globules rouges marche de pair avec la conservation de l'état général.

Parfois au cours d'un cancer de l'estomac, on peut assister à une augmentation du nombre des globules rouges, qui ne dépend pas des causes signalées plus haut mais coïncide avec une amélioration de l'état général, celle-ci étant survenue sous l'influence du repos, du régime et de la médication ou encore après une gastro-entérostomie qui a permis au malade de s'alimenter. Mais après un temps variable, la déglobulisation reprend son cours progressif jusqu'à atteindre deux millions, un million et même moins, au terme de la cachexie.

2° **Modifications.** — Les déformations globulaires sont pour ainsi dire de règle, bien que peu accentuées ; la poïkylocytose, la présence de globules nains sont notées fréquemment, même dans les cas où l'anémie est peu intense ; les macrocytes sont plus rares, on voit très souvent, même dans des anémies peu intenses, quand on examine le sang dans la cellule de l'hématimètre, des globules rouges contractiles et des pseudo-parasites de Hayem qui sont des globules rouges déformés et capables de se mouvoir dans la préparation.

Certains auteurs ont pensé voir de vrais parasites sanguins. Kaham en 1894 voit des corps libres dans le plasma ou inclus dans les globules rouges. Après lui, Bra et Chevalier ont décrit des formes arrondies qu'ils considéraient comme les agents du cancer. Maragliano retrouve dans le sang des cancéreux à tumeurs ulcérées des microorganismes qui semblaient être un facteur de gravité, mais n'avaient aucune valeur spécifique.

Polychromatophilie. — Après étalement sur lame et coloration, on voit que certaines hématies sont polychromatophiles, c'est-à-dire que, au lieu de se teinter nettement en rouge par l'éosine, elles prennent à la fois les couleurs basiques

et les couleurs acides, et, au lieu de fixer simplement ces dernières, elles se colorent alors en violacé tirant plus ou moins
sur le bleu. Ces altérations ont été décrites par Jez et par
Hamel au cours du cancer de l'estomac.

DÉGÉNÉRESCENCE GRANULEUSE. — La présence au sein des
globules rouges de granulations basophiles colorables par
le bleu de méthylène, vues par Askanazy et Lazarus dans
des cas d'anémie pernicieuse, ont été retrouvées par Gravitz
dans un cas de cancer de la région pylorique : les granulations étaient abondantes et se trouvaient dans les globules
rouges déformées (poïkilocytes) et dans les globules nains
et géants.

Hamel en 1900, étudiant quatre cas de cancer de l'estomac,
a vu, dans trois, des hématies granuleuses d'autant plus abondantes que l'état du malade était plus grave ; mais leur apparition avait été précédée d'autres altérations : poïkilocytose, polychromatophilie, présence de globules rouges à
noyau.

On a signalé encore la présence de cellules iodophiles.

GLOBULES ROUGES NUCLÉÉS. — La présence des globules
rouges à noyau est un fait fréquent, même dans les formes
où l'anémie n'est pas considérable.

Pour Strauss et Rohnstein ils existent dans un peu plus
d'un tiers des cas.

Pour Jez, ils sont très fréquents même dans les cas d'anémie
peu marquée. Il les a rencontrés dans plus de la moitié des
cas. Chez huit cancéreux de l'estomac, avec un total de onze
examens, il a trouvé dix fois des globules rouges nucléés.
Et, parmi ses malades, plusieurs avaient un chiffre de globules rouges atteignant et même dépassant 4.000.000.

Pour lui, leur présence a une valeur diagnostique, car chez,
neuf ulcéreux présentant un nombre de globules rouges

analogue à celui de ses huit cancéreux, il n'a pas trouvé une seule fois d'hématies nucléées.

Disons toutefois que tous les auteurs n'admettent pas une aussi grande fréquence, et pensent qu'elles n'apparaissent que dans les cas où l'anémie a pris une grande gravité.

Bien que Jez les ait signalées au début de l'affection, on peut cependant dire que ces formes n'apparaissent que quand la maladie évolue déjà depuis un certain temps, et ce n'est qu'après que l'on a constaté une anémie progressive, qu'apparaissent alors les déformations globulaires, les globules nains et géants et les globules à noyau.

Les hématies nucléées se présentent le plus souvent sous la forme de normoblastes; les mégaloblastes et surtout les microblastes sont beaucoup plus rares et ne se voient que dans les anémies intenses.

Quant à leur signification, comme nous le verrons plus loin, si elles coïncident avec une déglobulisation souvent marquée et prennent de ce fait une signification grave, d'autre part elles indiquent une réaction de la moelle qui tend par un travail supplémentaire à remplacer les globules rouges détruits.

3° *Hémoglobine et valeur globulaire.* — Hémoglobine. — La teneur en hémoglobine du sang des cancéreux de l'estomac est, si l'on s'en rapporte aux observations, un facteur essentiellement variable; mais les différences que l'on constate dans les chiffres donnés par les auteurs, s'expliquent, si l'on tient compte que les examens de sang faits à des stades plus ou moins avancés de l'affection donnent, non pas des valeurs absolues mais des évaluations qui sont en rapport avec le degré de déglobulisation.

Les chiffres donnés oscillent entre 75 % et 10 %.

Krokievicz chez 17 malades dont les globules rouges

variaient de 2 à 3 millions, trouve une moyenne de 50 °/₀ à 60 °/₀.

Limbeck, chez des malades dont le chiffre de globules rouges était compris entre un et deux millions, a vu une richesse hémoglobique de 22 °/₀ à 42 °/₀.

Osler et Mac Crae, sur 150 malades examinés, dont les hématies allaient de 1.500.000 à 3.000.000 ont trouvé une richesse globulaire moyenne de 46,9 °/₀.

Certains auteurs ont trouvé parfois une diminution plus marquée : Hœrbelein 17 à 30 °/₀, Stintzing et Gumprecht 14 à 18 °/₀, Moracsewska 14 °/₀, Eichorst 10 °/₀.

Mouisset, Lichtenstern, Blindermann ont vu aussi l'hémoglobine très diminuée et en font même un signe spécifique de néoplasme. Ce n'est du reste pas l'opinion de Hœrbelein et Laker.

Dans d'autres cas au contraire, l'hémoglobine paraît moins abaissée.

Ce sont les cas où la déglobulisation est encore peu marquée : c'est ainsi que Jez a vu l'hémoglobine varier entre 50 °/₀ et 80 °/₀ (moyenne 66 °/₀), chez des malades dont l'anémie était en somme peu grave, et dont le chiffre des hématies allait de 2.300.000 à 4.500.000. Rencki admet comme limites extrêmes 90 °/₀ et 25 °/₀, en moyenne 60 °/₀.

Cette richesse relativement élevée en hémoglobine se voit encore dans d'autres cas. On l'a vue monter à 100, 110, 120 °/₀ (Sansoni); mais dans le cas de Sansoni comme dans celui de Hœrbelein, des vomissements et une diarrhée profuse avaient amené une concentration du sang, et le nombre des hématies était en même temps très élevé.

En général, l'hémoglobine diminue avant les globules rouges et sa diminution est progressive. Comme eux elle suit les oscillations de l'état général et remonte quand le malade s'améliore pour retomber ensuite.

VALEUR GLOBULAIRE. — Cette étude donne des renseignements plus précis que celle de la richesse en hémoglobine. Elle ne repose pas en effet sur des moyennes, mais sur le rapport entre la quantité d'hémoglobine et le chiffre des globules rouges d'un même malade au moment de l'examen du sang. Elle peut donc nous donner une idée à peu près exacte de la marche de l'anémie dans le cancer de l'estomac.

Tous les auteurs s'accordent pour dire que dans cette affection la valeur globulaire est diminuée, c'est-à-dire au-dessous de l'unité.

Benoist Jeannin avait déjà émis l'opinion suivante : « Dans toutes les maladies chroniques, à part l'anémie grave, la valeur globulaire est diminuée, mais jamais elle n'arrive à la diminution qui existe dans la chlorose et le cancer de l'estomac. »

Mouisset compare aussi la diminution de la valeur globulaire que l'on voit chez les malades porteurs de cancer de l'estomac à celle que l'on constate chez les chlorotiques (0,75, 0,50).

Pour lui la valeur globulaire dans le cancer de l'estomac est diminuée de moitié. Elle oscille entre 0,4 et 0,6 (moyenne 0,49).

En 1902, Mouisset et Tolot sont revenus sur cette question : dans leurs cas elle a évolué entre 0,6 et 0,7.

Toutefois ces chiffres ne sont pas absolus et, si nous nous rapportons aux examens de Krokiewicz, de Limbeck, d'Osler et Mac Crae, nous trouvons un abaissement moins marqué.

Nous pouvons donc dire que chez un malade porteur d'un cancer de l'estomac, la valeur globulaire est abaissée (puisque en règle générale, le premier signe d'anémie est une diminution de l'hémoglobine, qui précède celle des globules rouges), et que cette valeur est comprise entre 0,4 et 0,8.

Cette règle n'est cependant pas absolue, comme nous le verrons plus tard au sujet des anémies cancéreuses graves.

Chez un même malade la valeur globulaire va en diminuant progressivement.

Mais cette diminution est lente, parfois même elle est nulle, la valeur globulaire se maintenant à un taux à peu près égal; dans le premier cas, le plus fréquent, il y a abaissement plus rapide du taux de l'hémoglobine que du taux des globules rouges, et la valeur globulaire baisse ; dans le second, qui concerne surtout les anémies graves, la diminution d'hémoglobine accompagne exactement la déglobulisation et leur rapport ne change pas.

En outre, la valeur globulaire suit en quelque sorte une marche parallèle à celle de l'état général, et remonte quand le malade va mieux. Mais elle accompagne non la richesse en globules rouges, mais la richesse en hémoglobine, qui pendant les périodes d'amélioration suit une marche indépendante de celle des hématies.

C'est ainsi que chez un malade que Mouisset et Tolot ont suivi pendant longtemps et chez qui ils ont fait huit examens de sang successifs, l'hémoglobine a passé de 88 °/₀ à 53 °/₀. Les globules rouges de 3.758.000 à 3.596 000, ce qui donnait une valeur globulaire initiale de 1,18 et terminale de 0,77. Mais entre ces chiffres, les deux valeurs ont oscillé plusieurs fois. L'hémoglobine a commencé par diminuer; puis elle a augmenté légèrement pour se maintenir quelque temps à un taux uniforme et baisser en dernier lieu. Les globules rouges ont suivi une marche inverse, subissant d'abord une augmentation pendant que l'hémoglobine baissait, pour diminuer à leur tour pendant qu'elle remontait. Il n'y avait donc pas de parallélisme entre les deux courbes, et aux deux valeurs maxima de l'hémoglobine ont correspondu des nombres peu élevés de globules, si bien que par deux fois la valeur globulaire a atteint 1,18 et 1,19, pour redescendre ensuite.

Toutefois, on peut dire que, en règle générale, les trois valeurs : globules rouges, hémoglobine, valeur globulaire suivent une marche descendante ; mais cette marche, bien plus accusée pour l'hémoglobine que pour les globules rouges, fait que la valeur globulaire baisse très lentement ou même reste stationnaire, ce qui fut confirmé par les expériences de Jez.

Cette diminution de la valeur globulaire est un fait qui a frappé les observateurs, et ils ont vu dans cette diminution une caractéristique de l'anémie cancéreuse qu'ils opposent à l'augmentation de cette valeur dans l'anémie pernicieuse.

« Dans toutes les maladies chroniques à part l'anémie « grave, la valeur globulaire est diminuée, mais jamais elle « n'arrive à la diminution qui existe dans la chlorose et le « cancer de l'estomac. » (Mouisset.)

Mais il faut bien savoir que, comme nous l'avons vu plus haut, la valeur globulaire peut augmenter, par suite des variations inverses de l'hémoglobine et des globules rouges. De même elle est augmentée dans les cas que nous étudierons plus loin, où l'anémie est très intense et la cachexie très ancienne et où, dans le sang, apparaissent des globules rouges géants. C'est ainsi que, comme l'a vu Lazarus, une anémie cancéreuse peut au début présenter une valeur globulaire faible et plus tard une valeur globulaire élevée, du type de l'anémie pernicieuse.

Mouisset et Tolot terminent leurs recherches sur l'hématologie du cancer de l'estomac en disant que « la diminu- « tion de la valeur globulaire est un excellent signe de « cancer de l'estomac, mais que ce signe peut être en défaut « soit à cause du faible développement de la lésion (début « récent ou marche lente), soit à cause d'une perturbation « brusque dans le nombre des globules rouges, d'où résulte « la nécessité de faire plusieurs examens à quelques jours « d'intervalle avant de conclure. »

## § 3. — Globules blancs.

Vers 1843, Andral et Gavarret crurent découvrir dans le sang des individus morts d'affection cancéreuse une abondance extraordinaire de corpuscules blancs. Ces auteurs ont attribué la présence de ces corpuscules, qu'ils considéraient comme des globules de pus, à des phlegmasies se développant à un certain moment de l'évolution des tumeurs.

Cette observation fut le prélude d'une longue série de recherches sur ce que l'on a appelé ensuite leucocytose, recherches qui ont porté plus spécialement sur les tumeurs malignes.

Bouchut et Despret, Wirchow, ont, à la suite de ces premiers auteurs, trouvé de la leucocytose dans le cancer. Puis vinrent les travaux de Nepveu (1880) et de Sappey (1881).

Hayem et son élève Alexandre ont étudié sérieusement cette question.

1º *Numération.* — Alexandre, dans sa thèse sur la leucocytose dans le cancer, a étudié 12 cas de cancer de l'estomac. Il considère qu'il y a leucocytose lorsque le chiffre des globules blancs atteint ou dépasse 10.000.

Sur ces 12 cas, cinq seulement présentaient de la leucocytose ; les autres avaient une moyenne de 7.600 G. B., variant comme limites extrêmes entre 3.500 et 9.900.

La leucocytose, a dit Hayem, quand elle est bien accusée et tout à fait indépendante d'une phlegmasie infectieuse, présente une grande valeur ; mais, lorsqu'elle fait défaut, on n'est pas en droit de repousser l'hypothèse du cancer, les épithéliomas à développement lent pouvant évoluer sans produire une leucocytose notable. (Leçons sur les maladies du sang.)

Depuis, de nombreux auteurs se sont attachés à cette étude. Pour la plupart, il y a en général augmentation du nombre des globules blancs dans le cancer; la leucopénie étant un fait beaucoup plus rare. C'est ainsi que pour Limbeck le nombre des globules blancs est à peine augmenté; Hayem donne une moyenne de 3 à 10.000; Rencki trouve des chiffres à peu près analogues; Sonderer, une moyenne de 17.000; Rieder, 12.500. Osler et Mac Crae, sur 62 cas, ont trouvé 29 fois moins de 8.000, 33 fois au-dessus de 8.000, les chiffres oscillant entre 8.000 et 20.000. Mouisset et Tolot ont, dans leurs examens, trouvé des chiffres qui dépassaient toujours 6.000, chiffre normal, leur moyenne étant 10 à 11.000 et les limites extrêmes 7.000 et 22.000. Silhol, sur 3 cas de cancer de l'estomac, a trouvé une moyenne de plus de 25.000; Bezançon et Labbé, donnent comme chiffres 10 à 15.000; Vaquez et Laubry, sur 9 cas de cancer de l'estomac, ont trouvé 3 fois 9.000 et au-dessous, 6 fois de 14 à 22.000.

On a trouvé parfois des chiffres plus considérables, 70, 80.000. (71.000, un cas de Hayem.)

Jez rapporte un assez grand nombre d'examens de sang faits sur des néoplasiques et des ulcéreux; les premiers ont donné comme chiffres extrêmes 6.500 à 32.500 (moyenne 14.000), les seconds une moyenne de 11.300.

Pour nous-mêmes, ayant pratiqué d'assez nombreux examens de sang, nous trouvons, sur 9 cas de cancer de l'estomac, une moyenne de 11.250.

En somme, si nous réunissons les différents chiffres obtenus par les auteurs, nous arrivons à une moyenne de 12 à 13.000, et l'on peut dire que si, dans de nombreux cas, il n'y a pas une leucocytose marquée, c'est-à-dire au-dessus de 10.000, dans le plus grand nombre cependant, les chiffres se maintiennent toujours au-dessus de la normale (6.000), et la dépassent souvent de beaucoup.

Il est à remarquer que, dans les cas où des examens successifs ont été pratiqués, le chiffre des globules blancs augmente peu à peu, mais d'une façon très nette, indépendamment des complications septiques qui peuvent survenir pendant l'évolution de la maladie.

Certains auteurs ont pu reconnaître une leucocytose précoce. Nous-mêmes avons vu un homme qui souffrait depuis peu de temps de son estomac et avait maigri. L'examen de sang montra une leucocytose de 12.000 globules blancs avec 78°/₀ de polynucléaires, bien que le malade ne présentât nullement l'aspect cachectique et qu'il eut 4.500.000 globules rouges. L'opération montra un cancer du pylore encore peu avancé et qui put être extirpé.

Dans les cas de cancer de l'estomac à forme anémique, où l'anémie peut être, comme nous le verrons, considérée comme un signe relativement précoce et révélant le cancer tout au début de son évolutien, l'examen du sang a montré souvent de la leucocytose.

Cependant comme, le plus souvent, lorsqu'un cancéreux de l'estomac vient consulter, l'affection évolue déjà depuis longtemps, il est difficile de savoir à quel moment la leucocytose a débuté.

Pour Mouisset et Tolot, « la leucocytose est un phénomène « en général tardif qui n'apparaît qu'à la période de cachexie « à moins qu'il ne résulte de complications inflammatoires ».

2° *Formule leucocytaire*. — La formule leucocytaire est en général modifiée. Certains auteurs ont vu de la mononucléose et d'autres de la polynucléose.

Hartmann et Silhol trouvent de la mononucléose (ce qui pour eux est un signe différentiel important). Sailer et Taylor trouvent 46°/₀ de mononucléaires, Braun ne trouve que des lymphocytes et quelques myélocites éosinophiles Tuffier et Milian trouvent aussi de la mononucléose à laquelle pour eux succède de la polynucléose.

Certains (Rencki) ne trouvent pas de formule nette.

Osler et Mac Crae, Strauss et Rohnstein, Reinbach, Cabot, Bezançon et Labbé admettent de la polynucléose qui varie de 72 % à 90 %. Pour nous dans 7 cas sur 9, nous avons trouvé une moyenne de 75% de polynucléaires.

Les éosinophiles sont parfois augmentés (Donati). Reinbach a trouvé dans un dixième des cas une éosinophilie de 5 à 9 %.

Si donc, il est des cas où la formule leucocytaire n'est pas modifiée, d'autres où elle montre surtout de la mononucléose, il nous semble que les auteurs s'accordent pour reconnaître dans le cancer de l'estomac, une polynucléose qui varie en général dans des limites à peu près identiques, donnant une moyenne de 80% environ.

3° **Pathogénie**. — Cette leucocytose que l'on rencontre dans le cancer, varie sous l'influence de plusieurs facteurs, tenant les uns à la tumeur elle-même et à sa localisation, les autres à la résorption de poisons microbiens et de substances toxiques à son niveau.

C'est ainsi que tout d'abord on a voulu faire jouer un rôle à la nature histologique de la tumeur. Pour Bezançon et Labbé, le sarcome présente une leucocytose plus abondante que les épithéliomas et parmi ceux-ci les squirrhes évoluent souvent sans élévation du nombre des globules blancs, ou même avec leucopénie. Au contraire les tumeurs proliférantes à évolution rapide s'accompagnent de leucocytose abondante à forme surtout polynucléaire.

Le siège du néoplasme a aussi son influence : les tumeurs du tube digestif présentant un plus grand nombre de leucocytes que celles du sein ou des membres.

Pour Vaquez et Laubry, il faut invoquer une autre étiologie : les cancers ulcérés ou ouverts à l'extérieur, semblent avoir un chiffre de globules blancs plus élevé ; en outre,

ils attribuent une influence à la généralisation ou à l'extension du néoplasme qui s'accompâgneraient d'un chiffre leucocytaire plus élevé.

De même, Ravaut et Ribierre admettent que tout néoplasme,
qui a tendance à se généraliser ou à retentir sur le système
lymphatique, s'accompagne de réactions ganglionnaires et
parallèlement de leucocytose. Cette réaction lymphatique se
traduit par de la lymphocytose.

Si l'inflammation ganglionnaire peut influer sur l'apparition d'une mononucléose, nous pensons cependant que dans
le cancer de l'estomac, la formule, qui revêt habituellement
la forme polynucléaire, doit reconnaître une autre cause.

Les infections secondaires sont fréquentes dans le cancer
de l'estomac. Elles sont facilitées par la tumeur à surface
ulcérée bourgeonnante et saignante, comparable à une plaie
infectée ; la leucocytose serait ici analogue à celle que l'on
voit dans les infections. Du reste à mesure que le cancer
évolue, cette leucocytose augmente : tel un malade examiné
par nous qui, en 15 jours, a passé de 9.000 à 19.000 globules blancs et dont le nombre des polynucléaires, de 76 %
au début, a atteint 85 %.

La résorption de produits toxiques qui se produit, soit à la
surface même de la plaie, soit par fermentations secondaires
dans la cavité stomacale, ajoute son action aux causes que
nous venons de signaler.

Malassez le premier avait remarqué la leucocytose dans
les cancers ouverts et infectés et son absence dans les cancers
fermés.

D'autre part, Osler et Mac Crae pensent que la leucocytose n'est pas due à la présence d'une ulcération ou à la
production de métastases, mais semblerait plutôt influencée
par la température et concorder avec elle. Chez 41 cancéreux
de l'estomac qui n'avaient pas de fièvre, 18, soit 46 %, avaient

de la leucocytose; chez 15 autres malades qui présentaient de la température, 11 avaient de la leucocytose, soit 74 %. Cette température ne pourrait-elle pas être considérée comme due à la résorption de produits infectieux ou toxiques ?

Cependant on peut objecter à cette manière de voir que la leucocytose est souvent discrète dans certains cancers gastriques ulcérés, et au contraire marquée dans d'autres cancers reconnus fermés et non infectés à l'autopsie; en outre, dans quelques cas, rares il est vrai, le chiffre leucocytaire au lieu d'augmenter avec les progrès de l'infection a paru plutôt diminuer.

Mais il est un point intéressant de l'histoire chirurgicale des cancers de l'estomac qui tend à prouver que la leucocytose tire son origine de la tumeur elle-même ou de sa présence au niveau de l'estomac : l'ablation d'un cancer fait baisser le chiffre des leucocytes.

Alexandre, a déjà vu l'ablation de cancers de siège et de nature variés, amener une chute variant de 1.000 à 15.000 leucocytes. Hayem avait remarqué que la leucocytose peut disparaître avec la tumeur et reparaître avec elle, et il pense qu'on pourrait prévoir la récidive par la réapparition des globules blancs.

Bezançon et Labbé signalent une chute analogue suivi d'une éosinophilie de 4 %, après l'ablation d'un cancer de l'estomac.

D'autres auteurs ont fait les mêmes constatations. Je rappelle une expérience de Grawitz qui montra qu'après injection d'extraits cancéreux, il se produit une irruption de lymphe dans le torrent circulatoire et qu'il y a alors hydrémie et leucocytose. « Il est possible, dit-il, que chez les cancéreux cette leucocytose soit due aux hémorragies et au ramollissement secondaire de la tumeur ».

Pour Bezançon et Labbé la cause de cette leucocytose varie suivant le moment où l'on examine le malade.

A une période précoce, le cancer amène une irritation et une activité exagérée des ganglions voisins qui s'hypertrophient et donnent naissance à un grand nombre de cellules lymphatiques jeunes. Les recherches de ces auteurs sur les ganglions cancéreux ont mis en évidence l'hypertrophie et l'hyperactivité des centres producteurs de lymphocytes. Les mononucléaires passeraient dans la circulation, d'où leur nombre élevé au début du cancer.

Plus tard, ils invoquent l'influence des infections secondaires accompagnées de phénomènes inflammatoires, amenant une réaction banale à polynucléaires,

Les hémorrhagies peuvent aussi avoir une influence sur cette leucocytose. Mais pour ce qui est des cancers fermés, non infectés et ne saignant pas, la cause de cette leucocytose nous échappe.

## § 4. — **Résistance globulaire.**

L'étude de la résistance globulaire dans le cancer a été faite depuis longtemps déjà. Malassez et Maragliano l'avaient trouvé diminuée; Chanel au contraire, augmentée.

Whittemore ne croit pas que dans le néoplasme il y ait une augmentation de résistance. Veyrassat (1902), trouve une résistance diminuée dans l'anémie pernicieuse et une résistance normale ou augmentée chez des cancéreux.

Vaquez et Laubry (1903) trouvent des résultats analogues : dans le cancer, la limite minima est abaissée et l'étendue de résistance est augmentée. Viola fait les mêmes constatations.

Crile, étudiant à la fois la résistance globulaire et le pouvoir hémolytique du sérum des cancéreux, a vu que, contrairement à ce qu'il a constaté dans la tuberculose, les globules rouges, dans le cancer, sont plus résistants que ceux de l'homme normal.

Lang a étudié spécialement la résistance des globules

rouges au cours du cancer de l'estomac. Chez des gastro-pathes autres que des cancéreux, il a trouvé une résistance minima variant de 36,6 à 34,2 (en moyenne 34.7).

Dans le cancer de l'estomac (21 fois sur 22) il a vu une limite inférieure moyenne de 31.2.

Nous devons rapprocher de ces résultats ceux qu'ont obtenus dernièrement MM. Parmentier et Salignat, chez des cancéreux et des ulcéreux de l'estomac.

Ayant recherché comparativement la résistance chez des cancéreux gastriques et des ulcéreux saignants, avec ané-mie, ils ont reconnu que la résistance était augmentée d'une façon générale dans les cas de cancer, tandis qu'elle était normale ou très sensiblement normale dans les cas d'ulcère. En outre, la résistance chez les premiers était d'autant plus augmentée que la cachexie était plus avancée.

Quelle est la cause de cette augmentation de la résistance des globules rouges?

On a pu voir là l'influence d'une infection surajoutée, car on sait que dans les infections la résistance globulaire est augmentée. En effet, le cancer stomacal forme le plus souvent une plaie plus ou moins infectée et suppurante ; dans certains cas, il se complique d'accidents infectieux locaux (périto-nite localisée) ou généraux; l'ulcère, au contraire, peut-être du fait de la présence d'un suc gastrique riche en HCl, n'est pas aussi facilement atteint par les infections secondaires.

Mais cependant il existe des cas de cancer où il y avait de l'HCl libre (Lang) et où la résistance globulaire était aug-mentée.

L'anémie seule ne peut expliquer ce phénomène, puisque dans la plupart des cas, sauf dans le cancer, la résistance n'est pas augmentée.

Schmidt a tenté de donner une explication. Se basant sur ce que dans l'anémie cancéreuse, le sang est plus riche en eau, il suppose que les globules rouges prennent de l'eau au plasma, deviennent aussi à leur tour plus riches en eau et qu'en conséquence leur pression osmotique baisse, d'où leur moindre sensibilité aux solutions hypotoniques.

Mais il est plus vraisemblable, et c'est aussi l'opinion de MM. Parmentier et Salignat, « qu'il s'agit des poisons can-« céreux qui circulent dans les sucs de l'organisme et qui « aboutissent à l'hémolyse. La conséquence de cette hémo-« lyse est, en premier lieu, l'anémie cancéreuse, et, plus tard « une réaction de l'organisme à la destruction des globules « rouges; c'est-à-dire une augmentation de la résistance au « poison hémolytique cancéreux et en même temps aux so-« lutions hypotoniques. » (Lang.)

Nous pensons que si, dans certains cas, la résistance globulaire n'est pas augmentée dans le cancer, et si d'autre part, on trouve une augmentation de cette résistance dans les infections et dans l'ictère, on peut toutefois, dans les cas douteux, considérer une augmentation de la résistance comme un argument en faveur du cancer.

## § 5. — Leucocytose digestive.

Chez l'homme normal, un examen de sang fait dans les premières heures de la digestion, montre une augmentation du nombre des leucocytes.

Les auteurs, reprenant cette expérience chez des malades atteints de cancer de l'estomac, ont vu fréquemment une altération de ce phénomène physiologique et ont voulu y voir un signe de néoplasie de cet organe.

Müller, le premier, en 1890, a remarqué que dans quinze cas de cancer de l'estomac, la leucocytose digestive était absente, le nombre total de globules blancs restant identique avant et après le repas.

Schneyer, en 1895, sur 18 cas de cancer gastrique ne trouve

qu'une seule fois la leucocytose digestive. Ses malades étaient
parvenus à des stades plus ou moins avancés de la maladie;
il fait remarquer que chez cinq d'entre eux le suc gastrique
contenait de l'HCl libre.

Hartung obtient le même résultat 10 fois sur 10 sujets examinés. Löwitz arrive' aux mêmes conclusions.

Capps (1897) fait porter ses expériences sur 30 sujets, dont
17 avaient un cancer de l'estomac, 5 souffraient de catarrhe gastrique chronique; les autres avaient un ulcère de l'estomac, de
la dilatation gastrique, un néoplasme du foie ou du rein. Il
soumet ses malades à un jeûne de douze heures, puis fait
une prise de sang au moment de leur faire prendre leur repas; il fait une seconde prise de sang, trois ou quatre heures
après. Pour lui, il n'y a leucocytose digestive que lorsque
le nombre de globules blancs de la seconde prise de sang
dépasse de 2.000 au moins celui de la première.

Ses 17 cancéreux, lui ont donné deux fois un résultat positif; quinze fois la leucocytose digestive était absente. Elle
manquait aussi trois fois sur les cinq cas de gastrite chronique. Les autres malades ont présenté une réaction positive.

Il conclut :

1° La leucocytose digestive manque dans la plupart
des cas de néoplasme, mais non dans tous, comme l'avaient
pensé les auteurs précédents.

2° Elle existe au cas d'ulcère et de dilatation gastrique
simple.

3° Elle manque souvent dans le catarrhe gastrique chronique.

4° Son existence ne dépend pas nécessairement de la présence ou de l'absence d'HCl libre.

5° Son existence plaide plus contre le diagnostic de néoplasme que son absence en faveur de celui-ci. Sa recherche
a une valeur diagnostique analogue à celle de l'HCl libre,

Jez (1898) a trouvé la leucocytose digestive dans deux cas de catarrhe gastrique aigu. Il a constaté son absence dans les huit cas de cancer de l'estomac qu'il a étudiés, alors que neuf ulcéreux examinés en même temps ont présenté huit fois de la leucocytose. Celle-ci était presque nulle dans un cas de catarrhe gastrique chronique.

Il formule des conclusions à peu près analogues à celles de Capps et considère cette épreuve comme plus probante que l'examen de sang ; la présence d'HCl libre n'influe pas sur l'apparition ou la non existence de la leucocytose digestive.

Capps et Cabot l'ont vue manquer dans un cas de cancer du pylore, dans la moitié des cas de gastrite chronique et 34 fois seulement sur 37 cas de cancer de l'estomac.

Si nous reprenons ces différentes statistiques nous voyons que la leucocytose digestive s'observe dans tous les cas d'ulcère de l'estomac, dans la moitié des cas de gastrite chronique, dans 10 °/₀ seulement des cas de cancer. Elle manque aussi dans les cas de dilatation stomacale.

Ces chiffres semblent donner une valeur diagnostique sérieuse à cette épreuve.

Toutefois d'autres auteurs ont obtenu des résultats un peu différents :

Si Krokievicz et Hoffmann n'ont trouvé de la leucocytose digestive que 4 fois et 3 fois sur 17 et 24 cas de cancer de l'estomac, Osler et Mac Crae l'ont constatée 12 fois sur 22 et Rencki 7 fois sur 11. Donati admet cependant qu'elle n'existe que dans 18 °/₀ des cas. (Ces chiffres se rapportant à 138 néoplasmes gastriques.)

Elle existait, en outre, dans 1/10 seulement des cas, chez des malades atteints d'hypoacidité de causes variées. (Hoffmann.)

Dans les cas d'ulcère examinés par Hoffmann et Rencki, elle manquait au contraire dans un cinquième des cas.

Il semble donc d'après ces expériences que la leucocytose digestive manque dans le cancer de l'estomac dans une proportion de 80 % à 90 % ; une réaction positive ne peut donc faire éliminer le cancer de l'estomac.

Inversement elle existe au cours de l'ulcère à peu près dans les mêmes proportions.

Mais il faut savoir qu'elle manque aussi au cours des gastrites chroniques, de la dilatation stomacale. La présence ou l'absence d'HCl libre n'a pas d'influence sur l'apparition de cette réaction, puisque si elle a manqué dans des cas d'hypoacidité du suc gastrique, elle a manqué aussi dans des cas de cancer où il y avait encore de l'HCl libre, et même dans des cas d'ulcus.

Donc, au point de vue diagnostique, l'absence de leucocytose digestive peut nous faire admettre l'hypothèse de cancer comme probable mais non comme certaine. Elle ne nous permet pas de rejeter le diagnostic d'ulcère stomacal et surtout celui de catarrhe gastrique, de gastrite hypopeptique, affections dans lesquelles les fonctions stomacales sont souvent profondément troublées, de même que dans les cas de dilatation.

Peut-être dans tous ces cas l'absence de leucocytose digestive, relève-t-elle des mêmes causes.

La leucocytose digestive est un phénomène physiologique. Pendant la digestion, le nombre des leucocytes augmente dans des proportions parfois assez considérables (15.000 G. B. par mm³), et cela aux dépens des polynucléaires ; d'où le principe de ne jamais examiner le sang d'un malade après le repas, mais à jeun.

L'augmentation du nombre des globules blancs, paraît en rapport avec l'alimentation. L'alimentation albuminoïde semble donner l'hyperleucocytose la plus considérable. Pour Pohl les albuminoïdes passent à l'état de peptones à travers la muqueuse de l'estomac et de l'intestin. Leur présence provoque une excitation de l'appareil lymphatique du tractus gastro-intestinal, une production plus considérable de globules blancs et le passage de ceux-ci dans le sang.

Jez de même, considère l'état anatomique de la muqueuse de l'estomac et de son appareil lymphatique comme un des facteurs les plus importants de la production de la leucocytose digestive ; or, dans le cancer d'estomac, le catarrhe gastrique qui se développe dans la période tardive de cette affection pourrait, d'après lui, expliquer l'absence de leucocytose.

D'autres, à côté des altérations de la muqueuse, ont fait une place à la sténose pylorique, à la cachexie croissante.

Rencki, dans son travail, s'est efforcé de reconnaître la cause de la disparition de la leucocytose digestive chez les cancéreux.

Les lésions de la muqueuse peuvent, il est vrai, par altération du suc gastrique provoquer une insuffisance de peptonisation des albuminoïdes et diminuer ainsi le pouvoir absorbant de l'estomac ; mais ce n'est pas la seule raison car l'existence d'HCl n'a que peu d'influence sur l'apparition de la leucocytose. Il cite à ce propos les observations de Müller et de Schneyer où la leucocytose digestive manquait dans cinq cas où il y avait de l'HCl libre. De même dans ses cas d'ulcère de l'estomac, malgré la présence d'HCl, la leucocytose a manqué deux fois.

Des lésions graves de la muqueuse stomacale sont même incapables d'entraver l'apparition de la leucocytose digestive, puisqu'il l'a constatée dans un cas où le néoplasme avait envahi les parois gastriques sous forme d'une nappe diffuse.

L'influence de la sténose du pylore lui semble plus évidente. Si l'estomac est capable d'absorber les albuminoïdes, il est certain cependant que le maximum d'absorption se fait par la muqueuse intestinale. L'apparition du maximum de la leucocytose digestive, trois ou quatre heures après le repas, au moment où le contenu gastrique est passé dans l'intestin, en est une preuve.

Rencki a observé que la leucocytose digestive manquait précisément chez les malades porteurs d'une sténose pylorique serrée, compliquée de dilatation stomacale, que cette sténose fût d'origine néoplasique ou d'origine ulcéreuse.

De plus, lorsque pour la même catégorie de malades, il s'agissait d'une sténose moins serrée avec stase alimentaire moins marquée, la leucocytose digestive apparaissait, mais plus ou moins tardivement. Enfin dans les cas où les malades avaient des alternatives d'amélioration et d'aggravation de leur état gastrique, la leucocytose digestive apparaissait au moment où, le malade allant mieux, la stase diminuait, par conséquent au moment où il s'alimentait plus normalement.

Rencki pense que l'apparition de la leucocytose digestive dépend non de la nature de l'affection mais de la présence d'une sténose pylorique qui empêche le passage des aliments dans l'intestin.

Pour vérifier son hypothèse, il a donné un lavement alimentaire contenant du lait et des œufs, à trois de ses malades dont deux ulcéreux qui avaient déjà eu de la leucocytose digestive et un cancéreux qui n'en avait pas présenté. Tous les trois ont donné après l'expérience une réaction positive.

D'autre part, il a fait pratiquer une gastro-entérostomie chez six malades atteints de sténose du pylore : quatre ulcéreux, dont un seul avait eu de la leucocytose digestive et deux cancéreux, dont un aussi avait présenté la même réaction.

Après l'opération, ces six malades lui ont donné une réaction leucocytaire digestive nette. La gastro-entérostomie semble donc dans ces cas avoir permis, grâce au passage

facile du contenu stomacal dans l'intestin, une assimilation
suffisante pour permettre à la leucocytose digestive de se
produire.

Restent les cas où des sujets normaux ne présentent pas
cette réaction leucocytaire. Pour Rencki, il faudrait peut être
incriminer un défaut de perméabilité du pylore, ou une assimilation insuffisante des aliments.

Il conclut que la leucocytose digestive est tout à fait indépendante de la nature ulcéreuse ou néoplasique de l'affection, et qu'elle reste soumise au fonctionnement du pylore
et à l'assimilation intestinale. Pour Bezançon et Labbé, son
absence indique « une insuffisance des fonctions de l'esto-
« mac, quelle qu'en soit la cause, cancéreuse ou non ; elle
« est un élément de pronostic, non de diagnostic ».

Cependant, il est un fait que l'on ne peut nier, c'est que la
leucocytose digestive manque beaucoup plus fréquemment
dans le cancer de l'estomac que dans les autres maladies de
cet organe. La cause en est probablement dans la fréquence
de la sténose pylorique d'une part, et d'autre part dans les
altérations profondes de la muqueuse et du chimisme. Ce
dernier élément explique en même temps pourquoi elle
manque aussi dans les cas d'insuffisance du suc gastrique, et
en particulier dans les cas de gastrite chronique, et dans la
dilatation stomacale.

Toutefois, chez un malade soupçonné de néoplasie stomacale, nous pensons que si l'absence de leucocytose digestive
ne peut pas faire conclure à un épithélioma, son apparition,
au contraire, peut permettre de supposer qu'il ne s'agit pas
d'un cancer.

### § 6. — **Pouvoir antitryptique du sérum sanguin.**

Hammarsten le premier en 1887, montra que le sérum sanguin avait la propriété d'entraver l'action des ferments, en s'appuyant sur l'action empêchante du sérum de cheval sur le lab-ferment.

Depuis, d'autres auteurs, Fermi et Pernossi, Camus et Gley, etc., ont signalé l'action antiprotéolytique des différents sérums sanguins. Glässer en 1904, a montré que la propriété antitryptique d'un sérum est relativement spécifique ou, tout au moins, a une action antitryptique plus marquée sur la trypsine provenant d'un individu de même espèce ; en outre, le pouvoir antitryptique est plus marqué pendant la période digestive.

Depuis, de nombreux auteurs se sont occupés de la question et ont étudié la variation du pouvoir antitryptique du sérum sanguin de l'homme au cours des différentes affections. Ils ont étudié ainsi l'action empêchante du sérum soit vis-à-vis d'une solution de trypsine, soit vis-à-vis du ferment tryptique que contient le pus. Müller et Jochmann, en effet, ainsi que Kolacsek et Wiens, ont établi que les polynucléaires renferment un ferment tryptique que l'on met facilement en évidence après destruction des leucocytes à 55°.

On a ainsi trouvé que le pouvoir antitryptique du sérum était augmenté dans certaines maladies, diminué dans d'autres. En 1908, Brieger et Trebing, recherchant les variations du pouvoir antitryptique du sérum dans différentes affections, le trouvent nettement augmenté chez les cancéreux. Ils rapportent, une première fois, 39 cas de cancer dans lesquels le pouvoir antitryptique était augmenté : dans six cas de tumeurs non cancéreuses, ce pouvoir l'était faiblement. Toutefois dans 4 cas de cancer, l'action antitryptique était diminuée. Dans une seconde communication, sur 55 cas de cancer, tous ont montré une augmentation du pouvoir anti-tryptique.

Ils concluent que ce pouvoir est augmenté dans le cancer ; que dans d'autres maladies cachectisantes, ce pouvoir est augmenté et s'accroît avec le degré de la cachexie. Enfin ayant fait ingérer de la pancréatine à leurs sujets, ils ont vu que cette ingestion amenait une amélioration de l'état général et une diminution du pouvoir antitryptique du sérum chez les cancéreux, et au contraire une augmentation de ce pouvoir chez les individus sains.

Sur 20 cas de cancer, Bergmann et Meyer obtiennent 18 fois un résultat positif; résultat qu'ils obtiennent aussi dans des anémies graves, la maladie de Basedow, etc. Herzfeld trouve une réaction positive dans 9 cas sur 11 cancers. Il pense comme Brieger que la réaction est un signe de ca-chexie.

Landais trouve une réaction positive chez les deux tiers environ de ses malades, et Elsner chez les trois quarts.

Il semble donc que si le pouvoir antitryptique du sérum est augmenté dans le cancer, sinon d'une façon constante, du moins presque toujours, il est augmenté aussi dans de nombreuses maladies, et sa valeur diagnostique semble perdre de l'importance.

Pour L. Launoy qui a étudié l'action antitryptique du sé-rum chez les chiens cancéreux, cette augmentation du pou-voir n'existe pas.

Poggenpohl est revenu récemment sur cette question. Re-prenant les statistiques des autres auteurs en y joignant ses propres expériences qui portent sur 14 cas de cancer, il trouve que sur 176 cas de cancer, 161 ont donné une réac-tion positive, soit une augmentation du pouvoir antitryptique dans 91,4 % des cas. (Tout dernièrement Weinberg et Mello l'ont constatée dans 62 % des cas, et dans plusieurs d'entre eux on constatait une polynucléose très marquée.)

La réaction est positive aussi dans la pneumonie.

Dans 64 cas d'affections chroniques diverses, il a trouvé une réaction positive dans 7 cas seulement, soit une proportion de 11 %. Elle était positive aussi dans certains cas de maladies infectieuses, de tuberculose pulmonaire, de fièvre typhoïde, mais seulement dans le cas de complication infectieuse surajoutée.

Brieger, Herzfeld considèrent cette augmentation du pouvoir antitryptique du sérum comme un signe de cachexie.

Brenner, voyant le pouvoir antitryptique augmenté dans la chlorose et les anémies, et diminué au moment où survenait une amélioration de l'état général, pense que cette réaction est en rapport avec l'état de dénutrition de ces malades.

Pour Ambard (*Sem. médicale* 1908), il faut incriminer une sécrétion pancréatique surabondante survenant chez les cancéreux et liée à l'apepsie. Toutefois le pouvoir antitryptique du sérum et la quantité de trypsine fabriquée par le pancréas ne subissent pas toujours une augmentation parallèle. (Schlecht, Wiens.)

Pour Landais, l'augmentation de l'antitrypsine est due à la destruction exagérée des leucocytes qui mettent en liberté leur ferment protéolytique, qui serait neutralisé par l'antitrypsine. Cette destruction leucocytaire ayant lieu dans le cancer, comme dans des maladies infectieuses ou suppuratives, c'est ce qui explique que cette réaction existe à la fois et dans le cancer et dans ces affections.

C'est aussi l'opinion de Poggenpohl qui pense que l'antitrypsine du sérum est un anticorps vrai, dont l'existence

suppose un antigène correspondant, contre lequel il agirait :
et pour lui, cet antigène ne serait autre que « le ferment protéolytique d'origine leucocytaire, mis en liberté grâce à la destruction des polynucléaires. » Mais d'autres ferments protéolytiques introduits dans le sang peuvent agir comme celui
des leucocytes, et provoquer ainsi une production exagérée
de l'anticorps qui se traduira par une augmentation du pouvoir antitryptique. Les tumeurs néoplasiques d'une part, qui
contiennent des ferments protéolytiques et les mettent en
circulation (Petry, Blumonthal, Wolf, Neuberg), et d'autre
part la pneumonie lobulaire, les infections secondaires dans
la fièvre typhoïde, les maladies infectieuses ou suppuratives,
qui amènent une augmentation du nombre des leucocytes,
produisent une quantité plus grande d'antigène, c'est-à-
dire de ferments protéolytiques, d'où, dans les deux cas, .
une augmentation du pouvoir antitryptique du sérum par production secondaire de l'anticorps. Il s'agirait peut-être d'une
réaction de défense.

## § 7. — **Résumé.**

Y a-t-il une formule hématologique spéciale au cancer et
au cancer de l'estomac en particulier?

D'après ce qui précède, nous avons vu que l'anémie est un
fait presque de règle dans le cancer de l'estomac ; anémie
variable du reste, et qui le plus souvent suit une marche
progressive.

Cette anémie est due surtout à une diminution de l'hémoglobine, ce qui explique la faible valeur globulaire que l'on a
trouvée dans le plus grand nombre des cas. Mais cette diminution n'est pas spéciale au cancer : on l'a retrouvée dans la

chlorose, dans l'ulcère de l'estomac; en outre, certains cas de carcinome gastrique s'accompagnent d'une augmentation de la valeur globulaire.

La leucocytose paraît être un signe assez probant. On peut dire que la majorité des néoplasmes de l'estomac s'acccompagnent d'une leucocytose polynucléaire, peu marquée parfois, mais qui existe presque toujours. Cette leucocytose, qui peut être mononucléaire au début, prend au bout de peu de temps ou même d'emblée, le type polynucléaire; mais son absence ne doit pas faire rejeter le diagnostic de néoplasme de l'estomac.

L'absence de leucocytose digestive considérée par Jez comme un très bon signe de cancer gastrique, ne semble pas cependant mériter cette faveur; c'est plutôt un signe négatif, l'apparition de la leucocytose plaidant contre la nature cancéreuse de l'affection.

La résistance globulaire, au contraire, nous paraît, par sa constance, mériter plus de confiance. Elle était toujours augmentée à l'inverse de ce qui se passe dans l'ulcère de l'estomac. L'étude de la résistance pourrait être là d'une certaine utilité.

L'augmentation du pouvoir antitryptique du sérum, n'est pas spéciale au cancer. Si donc elle offre un intérêt au point de vue pathogénique en montrant la présence de ferments protéolytiques dans le sang des cancéreux, elle a une importance diagnostique beaucoup moindre.

En somme, il nous semble que, si on ne peut établir une formule sanguine du cancer de l'estomac, on peut toutefois dire que dans le cancer de l'estomac en général, et en dehors des cas qui s'accompagnent de lésions sanguines graves, il y a de l'anémie, marquée surtout par une diminution de l'hémoglobine, qui entraîne avec elle une faiblesse de la valeur globulaire. Le chiffre des globules blancs est en gé-

néral augmenté aux dépens des polynucléaires. Si la leucocytose est un signe infidèle, l'augmentation de la résistance
globulaire est un fait pour ainsi dire constant.

# CHAPITRE II

## CANCER DE L'ESTOMAC AVEC ANÉMIE GRAVE

Nous venons d'étudier dans le précédent chapitre les lésions sanguines que l'on rencontre en général dans la plupart des cas de la pratique courante au cours du cancer de l'estomac ; l'anémie fait ici partie, au même titre que les autres signes, du complexus symptomatique de cette affection.

Mais il est d'autres cas où les altérations du sang prennent une importance capitale, et cette importance est telle que l'affection revêt le type anémique : le malade semble atteint d'anémie pernicieuse.

Mais dans ces formes avec anémie grave, nous pouvons reconnaître plusieurs modalités différentes.

Chez certains malades, à côté de cette anémie intense, existent des troubles gastriques, que l'on rencontre communément au cours du cancer de l'estomac (hématémèse, vomissements, tumeur gastrique) ; tous signes qui, dès le premier examen, permettent de reconnaître facilement la cause de cette déglobulisation.

Mais, dans d'autres cas, le problème est plus compliqué, le malade semble atteint d'anémie pernicieuse (tellement son anémie est marquée) ; car les symptômes gastriques manquent totalement, ou, s'il en existe, ce sont des troubles fonctionnels de la plus grande banalité. Le diagnostic offre alors des difficultés sérieuses, d'autant que, comme on sait, les troubles gastriques que l'on rencontre alors, se voient aussi d'une façon presque constante dans les anémies graves, et en particulier dans la maladie de Biermer.

Enfin, un troisième groupe comprend les malades qui sont porteurs d'un cancer de l'estomac, lequel évolue comme chez les précédents, en donnant lieu au syndrome anémique grave, le plus souvent sans troubles gastriques apparents ; mais ici la propagation du cancer à la moelle des os donne, au point de vue clinique et hématologique, une allure spéciale.

Nous allons donc étudier successivement, au point de vue clinique, hématologique et anatomo-pathologique :

A. Les formes avec anémie grave comprenant : 1° les cas de cancer cliniquement reconnus et compliqués d'anémie intense ; 2° la forme dite anémique, dont nous donnerons une étude clinique complète d'après les observations que nous avons recueillies.

B. Les formes avec métastases cancéreuses médullaires.

## I. — Forme avec anémie.

Ces cas, nous venons de le voir, comprennent les malades chez lesquels les signes de cancer de l'estomac sont accom· pagnés des signes d'une anémie intense. Les cas de ce genre sont nombreux. Regnault en a rapporté plusieurs dans sa thèse (1). Si, au point de vue clinique, ils ne présentent aucune particularité intéressante, il n'en est pas de même au point de vue hématologique ; mais les lésions, de même que les lésions anatomo-pathologiques, sont en tout semblables à celles de la forme suivante, nous les étudierons donc avec celle-ci.

## II. — Forme anémique.

Cette forme, signalée depuis longtemps a été étudiée en 1897, par Hayem qui lui donna son nom, et en a, par la suite, repris plusieurs fois l'étude. Elle est actuellement bien connue et on en trouve de nombreuses observations, soit en France, soit à l'étranger, d'autant plus nombreuses que sous cette appellation, certains auteurs rangent les cas où

(1) OSLER et MAC CRAE, BARLOW, en citent chacun une observation.

le cancer s'est compliqué de métastases médullaires et que nous étudions dans le chapitre suivant. Nous donnons plus loin quelques observations de cette forme, que nous avons prises parmi celles qui nous paraissaient les plus typiques et les plus complètes.

## § 1. — Etude clinique.

Les malades ont en général dépassé l'âge moyen de la vie, sauf dans le cas de Blanc où il est question d'un homme de 31 ans.

Les antécédents pathologiques sont peu intéressants. Ce que l'on note le plus fréquemment, c'est de la tuberculose pulmonaire ou des affections de l'appareil respiratoire, de la misère physiologique. Seul, un malade de Hayem (*Méd. mod.* mars 1897), était un saturnin, ce qui n'est peut-être pas sans influence sur l'état d'anémie grave qu'il a présenté.

En général, le malade (car c'est un homme le plus souvent, vient consulter alors qu'il souffre déjà depuis un temps variant de trois mois et demi à dix huit mois.

Les signes de début sont différents suivant les cas. Ce sont des troubles gastriques vagues, pesanteur gastrique, lenteur des digestions, parfois même des douleurs tardives, des régurgitations de liquide acide ou de salive pouvant faire penser à de l'hyperchlorhydrie ou à de l'excitation stomacale. Dans d'autres cas le malade a des troubles fonctionnels plus graves, mais ne permettant pas cependant de penser au cancer : vomissements qui cesseront par la suite, anorexie. (Devic et Tolot.) Une fois même on a signalé au début une hématémèse noire qui n'a pas eu de suites, et remontait à fort loin quand on a vu le malade.

Mais dans la majeure partie des cas, le malade raconte que depuis quelque temps déjà il a été obligé de cesser son travail parce que ses forces s'en vont ; il s'est affaibli considérablement et a beaucoup pâli. Ces signes sont apparus soit sans cause apparente, ou après une émotion morale, soit encore un temps plus ou moins long après une série de troubles gastriques vagues.

Quand on examine le malade on est frappé de son aspect anémique. Le teint est très pâle, blanc, d'une pâleur cadavérique, parfois jaunâtre, cireux ; il n'est pas verdâtre comme dans la chlorose, ni jaune paille comme chez les autres cancéreux. Les conjonctives sont pâles, exsangues ; les lèvres sont blanches ainsi que les muqueuses. La peau est sèche, écailleuse, elle garde le pli quand on la pince ; ce fait se constate lorsqu'il y a un amaigrissement marqué, mais il est des cas où le malade, même très anémié et cachectique a cependant gardé un embonpoint spécial avec conservation du pannicule adipeux sous-cutané, auquel l'œdème n'est peut-être pas étranger, au moins en partie, embonpoint qui se retrouve dans la chlorose et l'anémie pernicieuse.

D'autres fois, il s'agit d'un véritable œdème qui varie dans ses localisations : œdème de la face ou des malléoles, de la face postérieure des jambes et des cuisses, par suite d'un séjour prolongé au lit.

Un symptôme constant est l'asthénie profonde du malade : il parle lentement et avec peine, sa voix est comme soufflée ; inerte dans son lit, il a peine à se mouvoir ; si on le fait asseoir, il retombe sans forces sur son oreiller.

Il accuse des bourdonnements d'oreille, des palpitations, des vertiges au moindre mouvement ; l'examen le fatigue au point de provoquer des lipothymies.

Comme dans les anémies graves et dans l'anémie pernicieuse, il se plaint des troubles digestifs, du reste peu précis, qui ont ouvert la scène et qui continuent à évoluer, difficulté des digestions, dyspepsie peu accusée ; cependant il est un signe qui n'est pas constant, mais qui peut avoir une grande valeur. Certains malades, depuis plusieurs mois déjà, sont anorexiques. Cette anorexie est élective pour la viande ou totale ; le malade ne sent alors plus le besoin de prendre aucune nourriture; quand il mange, c'est par raison, mais les aliments provoquent plutôt chez lui du dégoût.

La langue est blanche, saburrale ; l'abdomen souple, non douloureux.

L'exploration de l'estomac ne révèle souvent rien d'anormal; parfois cependant il est douloureux. Dans d'autres cas on sentait à la palpation un peu de résistance et de contracture du grand droit au-dessous des fausses côtes droites ; le malade de Clerc et Gy avait son estomac dilaté; jamais on n'a constaté de tumeur. Les fonctions intestinales ne présentent pas de modification digne d'être signalée.

Le foie n'est pas douloureux, parfois un peu gros. Une fois dans les observations de forme anémique que nous avons vues, il était le siège d'une néoplasie cancéreuse secondaire. (Sergent et Lemaire.)

La rate est normale ou un peu augmentée de volume.

Le pouls est en général rapide (90 à 100), la tension faible ; les bruits du cœur sont faibles ; on entend parfois du bruit de galop, ou un souffle systolique doux à la pointe. Les souffles jugulaires, oculaires, le thrill jugulaire sont souvent observés et Regnault en donne de nombreux exemples dans sa thèse ; on ne peut donc considérer ces signes comme particuliers à l'anémie pernicieuse, malgré l'opinion de Hayem qui en faisait un signe différentiel.

L'appareil respiratoire est en général indemne. Dans le cas de Sergent et Lemaire, toutefois, la malade avait une dyspnée intense (40 respirations à la minute); mais cette malade avait son état compliqué d'un anasarque considérable, dû vraisemblablement à des lésions rénales antérieures, mais qu'étaient venues doubler et aggraver considérablement l'anémie et la cachexie sérieuses de cette malade.

L'asthénie, la torpeur sont les seuls troubles nerveux constatés ; malgré cela l'intelligence est intacte, le malade répond bien.

On ne signale pas de température, sauf dans les cas où ont pu survenir des complications septiques.

Les urines, dont l'examen complet a été fait plusieurs fois, ne révèlent rien de bien particulier. L'albuminurie n'existait que dans le cas de Sergent et Lemaire.

Si parfois l'urée est diminuée (3 grammes, 4 grammes en vingt-quatre heures), dans d'autres cas sa quantité est normale ou augmentée (22 grammes, 30 grammes et même 44 gr.), comme il a lieu au cours de l'anémie pernicieuse.

L'évolution varie beaucoup suivant les cas.

Bien souvent le malade est entré à l'hôpital dans un état tellement sérieux, que la mort survient au bout de peu de jours par aggravation progressive de son mal.

Parfois c'est un accident aigu qui emporte le malade : une hématémèse qui amène une mort rapide ou une aggravation brusque qui entraîne au bout de peu de jours une issue fatale.

Dans d'autres cas, la marche semble plus lente, et l'évolution plus longue que l'on ne l'observe habituellement dans le cancer. On peut alors voir survenir au cours de la maladie une complication telle qu'une phlébite, qui vient signer le diagnostic, et se double peu de temps après d'une embolie pulmonaire ; mais le malade vit encore près de dix mois (Hayem. *Arch. gén. de méd.*, 27 sept. 1904).

Hayem signale un cas où le malade s'améliore après un séjour à l'hôpital, sort, recommence à travailler à tel point qu'on aurait pu croire erroné le diagnostic de néoplasme de l'estomac ; mais bientôt après il rentre à l'hôpital et meurt en deux jours avec mélœna et syndrome péritonéal. Dans ce cas la durée totale a été de dix mois.

Deux malades, enfin, ont bénéficié de la chirurgie : un malade de Hayem (*Presse méd.*, 1898) qui fut opéré par

M. Tuffier, qui lui fit une résection étendue de son estomac. Revu deux mois après, il était en bonne santé bien qu'encore anémique et avait recommencé à travailler.

Dans un autre article, M. Hayem, parlant probablement de ce malade, nous dit qu'il se porte bien neuf ans après son opération.

Un malade de Blanc, après résection de sa tumeur gastrique, était en parfait état de santé un mois après son opération, ayant repris son travail et se livrant à des exercices fatigants.

En consultant les différentes observations, nous voyons que l'évolution, d'une durée très variable, est comprise entre six mois et trois ans et demi. Il semble donc que la forme anémique a une durée parfois plus longue que la forme habituelle du cancer de l'estomac qui, elle, ne dépasse guère une année.

Peut-être cette contradiction n'est-elle qu'apparente.

En effet, on peut supposer que, dans la forme que nous étudions, l'anémie est un symptome tout à fait précoce ; le cancer, dès sa formation, aurait sur le sang une action destructive marquée, et la déglobulisation serait au début le seul signe constatable de néoplasie. Les signes gastriques ne font leur apparition que plus tard quand l'évolution du néoplasme est avancée, comme il arrive dans la forme habituelle du cancer de l'estomac ; encore dans la forme anémique n'apparaissent-ils pas toujours. Cette anémie permettrait au néoplasme de se révéler beaucoup plus tôt, d'où la plus longue durée apparente.

Du reste les deux cas que nous avons signalés viennent à l'appui de cette hypothèse. En effet, chez ces malades les signes d'anémie remontaient chez l'un à dix mois, chez l'autre à quatre mois (ce dernier souffrait de son estomac depuis huit mois environ) ; et cependant la néoplasie était relativement assez peu avancée, pour un temps aussi long, puisque l'on a pu faire avec succès une résection de la partie malade et que l'un et l'autre ont survécu.

## § 2. — **Hématologie.**

Les lésions sanguines que nous allons décrire dans ce chapitre se rencontrent tout aussi bien dans les formes de cancer avec anémie grave que dans la forme anémique pure. Malheureusement toutes les observations sont loin d'être complètes et certains examens de sang n'ont pas été faits ou bien sont insuffisants dans le détail.

Le sang est très décoloré, très fluide. Quand on pique le doigt, il s'étale sur la peau et ne forme pas la goutte comme celui d'un individu sain : il semble dilué.

*Globules rouges.* — Leur nombre présente des variations extrêmes de 762.000 à trois millions; une fois même on a vu 4.628.000. (Blanc.)

En moyenne, cependant, les chiffres oscillent entre 1.500.000 et 2.500.000. Mais dans cinq de nos observations nous trouvons 1.000.000 et au-dessous.

Le chiffre de 762.000 appartient à un malade de Hayem dont les globules rouges augmentèrent peu à peu pour se maintenir pendant plusieurs mois aux environs de 1.000.000 et même atteindre 2 millions pendant la longue période d'amélioration qui suivit le repos et le traitement qu'on institua à l'hôpital. Un autre malade, signalé par Olga Stempelin, n'avait que 840.000 globules rouges.

D'autres fois, au contraire, on signale des chiffres plus élevés (entre 2 et 3 millions) : il s'agit alors d'examens de sang faits au début de l'affection, ou encore au moment d'une amélioration passagère (Hayem, Regnault). Mais ces augmentations n'ont qu'un temps et bientôt le chiffre des globules rouges retombe à ce qu'il était auparavant. Comme nous l'avons signalé plus haut, le fait s'est vu encore après quelques jours de diarrhée abondante.

Dans certains cas, l'examen de sang paraît en contradiction

complète avec la clinique : on voit un nombre de globules rouges relativement considérable coïncider avec des signes extérieurs d'anémie profonde.

Laache (*die Anämie* 1883) en signale un cas où malheureusement l'examen de sang n'a pas été fait d'une façon suffisante.

Blanc, dans une observation personnelle (Obs. IV), cite un malade qui présentait l'aspect d'un anémique très avancé, avec paleur intense, faiblesse, essoufflement, et chez qui cependant le D$^r$ Milian a trouvé, dans un sang très fluide et très peu coloré, 4.185.000 globules rouges. Il est vrai que l'hémoglobine était descendue à un taux extrêmement bas par rapport au nombre des hématies et que la valeur globulaire était de 0,22.

Cette valeur offre chez nos malades de très grandes variations ; si parfois elle est très basse, comme dans l'exemple précédent, nous avons rencontré aussi des chiffres élevés dépassant de beaucoup l'unité, 1.14 à 1.45, pendant plusieurs mois consécutifs (Obs. X). Dans un cas de Scott (Obs. VII) une femme de 56 ans, entrée à l'hôpital pour anémie et faiblesse très grandes et qui mourut le lendemain d'un néoplasme de l'estomac à forme anémique, avait un million de globules rouges et sa valeur globulaire était égale à l'unité. (Hémoglobine = 20 %).

Dans un cas de Mouisset, un malade, qui mourut d'un cancer du pylore à forme anémique, pour ainsi dire typique (anémie et faiblesse très marquées, bonnes digestions avec conservation de l'appétit, pas de troubles gastriques sauf de temps en temps un peu de pyrosis, pas d'amaigrissement, un peu de bouffissure des téguments) avait 2 millions de globules rouges et une valeur globulaire de 1,25 (Hémoglobine = 50 %).

Osler et Mac Crae, Olga Stempelin, Sailer et Taylor citent des exemples analogues.

Entre ces deux extrêmes, la valeur globulaire oscille de 0,50 à 0,9. Malheureusement cette mesure manque dans de nombreuses observations, où les auteurs se bornent à signaler la teinte très anémique des malades.

En somme, en comparant ces valeurs globulaires à celles que l'on voit habituellement au cours du cancer de l'estomac, on se rend compte aisément que le nombre des cas, où la valeur globulaire est élevée, est ici relativement considérable. On peut en conclure que dans le cancer à forme anémique, la valeur globulaire est, en moyenne, élevée, qu'elle atteint souvent et dépasse l'unité (5 fois sur 14 cas où cette mesure a été faite), se rapprochant ainsi de celle de l'anémie pernicieuse.

Les modifications des globules rouges sont assez fréquentes; la poïkilocytose est presque de règle; les déformations globulaires sont parfois extrêmement marquées.

L'anisocytose est tout aussi fréquente. Ces variations de grandeur des globules rouges, qui sont une des lésions pour ainsi dire constamment vues dans les anémies graves, sont surtout caractérisées par la présence de globules nains, les globules géants n'étant signalés que 5 fois.

Les microcytes ont même été vus en nombre considérable par Devic et Tolot, mais surtout par Eisenlohr (dans le cas rapporté par cet auteur presque tous les globules rouges étaient des microcytes).

Les globules rouges à noyau sont encore plus fréquents. Ils sont en abondance variable, de 0,5 pour 100 éléments nucléés comptés à 3 % et même plus.

Ce sont surtout, sauf dans un cas de Olga Stempelin, où les mégaloblastes étaient extrêmement nombreux, les normoblastes qui dominent.

Sailer et Taylor, Epstein ont signalé des modifications du noyau : kariokynèse, noyau en feuille de trèfle.

Chez un malade de Hayem, qui a été soumis à des examens de sang répétés, le nombre des globules rouges à noyau a présenté des variations et leurs deux maximum semblent coïncider avec le moment où les globules rouges diminuaient, traduisant ainsi l'effort de la moelle pour arrêter la déglobulisation.

Disons enfin que ces hématies nucléées se rencontrent plus particulièrement dans les cas ou le nombre des globules rouges est le plus diminué.

Les hématoblastes, étudiés surtout par Hayem, ont été recherchés par Olga Stempelin. Leur nombre et leurs dimensions semblent augmentés en général.

Mais en revanche, chez le malade de Hayem dont on a examiné le sang en série (Obs. X), les différents examens montrent que leur nombre était extrêmement variable.

La rétractilité du caillot, qui suivait du reste la fluctuation de ces chiffres, était presque nulle quand les hématoblastes étaient rares, ce qui a duré pendant les cinq premiers mois pendant lesquels ce malade était en observation. Puis les hématoblastes se sont montrés plus nombreux et la rétractilité du caillot est réapparue.

Dans d'autres observations de Hayem le nombre des hématoblastes était normal et le caillot franchement rétractile.

On sait que M. Hayem prêtait une grande importance à la présence des hématoblastes et à la rétractilité du caillot. Il considérait ce fait comme un signe permettant de différencier l'anémie pernicieuse des anémies secondaires, les hématoblastes apparaissant par poussées au cours des anémies symptomatiques et le caillot alors très rétractile laissant transuder un sérum plus abondant que normalement. Il attribuait donc à ce moment l'anémie pernicieuse à un processus d'anhématopoïèse.

C'est par ce processus, qu'il considère comme survenant dans les cachexies cancéreuses très avancées, qu'il explique le type très spécial qu'avait pris le sang de son malade, type tout à fait superposable à celui que l'on considère comme caractéristique de l'anémie pernicieuse.

Dans ces formes graves, M. Hayem signale encore deux faits : la présence de globules rouges contractiles, et la présence de globules rouges pseudo-parasitaires.

Ce sont des globules rouges qui dans les anémies intenses « acquièrent la propriété de se déformer et de se mouvoir « dans la préparation ».

Les uns se déforment lentement sur place et modifient leur contour, déformations analogues à celles des globules blancs ; d'autres présentent à leur surface des prolongements mobiles en forme de flagelle ; dans un troisième type, les hématies « subissent des oscillations sur place autour d'un axe passant par leur plus grand diamètre ; mais elles ne changent pas de forme » ; c'est le type le plus fréquemment observé. Une dernière forme enfin « est constituée par des éléments qui se déplacent dans la préparation par des mouvements de reptation quelquefois très rapides », ce sont les pseudo parasites.

***Globules blancs***. — Le nombre des globules blancs est souvent normal ; parfois, même, au-dessous de la normale. Cependant, en général, il y a de la leucocytose et 13 fois sur 20 cas, nous trouvons un chiffre au-dessus de 10.000 globules blancs.

Bien que les deux cas où la leucocytose était le plus marquée, atteignant 30.000 et 45.000, fussent des cas où le chiffre des globules rouges ait atteint à 900.000 et 1 million, nous n'avons pas trouvé de relation entre le degré de la leucocytose et celui de l'anémie.

Dans le premier cas même, elle a passé de 30.000 à 6.000, alors que les globules rouges baissaient de 900.000 à 600.000.

La formule leucocytaire présente le plus souvent le type polynucléaire : dans trois cas, il y avait de la mononucléose (Obs. II. V. X), Menetrier et Aubertin, tout en admettant que la polynucléose est très fréquente dans le cancer, expliquent l'apparition de la mononucléose comme un signe de réaction myéloïde, car, dans leur cas, elle portait non sur les lymphocytes mais sur les monos grands et moyens. Le malade présentait en outre de nombreuses formes de transition entre les poly et les mononucléaires.

Les éosinophiles sont augmentés, de 0,5 °/₀ à 5 et 6 °/₀. Enfin, dans 4 cas, on a signalé des myélocytes. Ils ont atteint le chiffre de 9,3°/₀ dans le cas de Sailer et Taylor, où avec une anémie intense (1.000.000), une valeur globulaire presque égale à l'unité, on constatait une mononucléose intense et la présence de nombreux normoblastes en karyokinèse.

Enfin, dans un cas, Eisenlohr a signalé la présence de grosses masses protoplasmiques à granulations, sans noyau visible. Beaucoup de ces masses étaient si floues qu'elles paraissaient réduites à leurs grosses granulations et à de petits amas moléculaires. Il est probable que ces éléments protoplasmiques incolores et nucléés, qui existaient aussi dans la moelle de ce malade, étaient des myélocytes.

Dans deux cas, signalés par Aubertin dans sa thèse, et où l'anémie était extrême (770.000 et 810.000), il y avait, dans le premier, 3.600 globules blancs avec 7 °/₀ de myélocytes et présence de grandes lymphocytes et de cellules de Türk.

Dans l'autre, le chiffre des globules blancs atteignait 55.000 la valeur globulaire était augmentée, les globules rouges très déformés, la polychromatophilie extrême.

Les globules rouges à noyau au nombre de 1,5 °/₀ étaient pour les deux tiers des mégaloblastes, avec quelques formes de karyokinèse. La formule leucocytaire était la suivante :

Polynucléaires, 58,46 %

Myélocytes, 20,06

Mononucléaires, 15,20

Lymphocytes, 2,35

Grands lymphocytes 0,92.

Eosinophiles, 2,09

Cellules de Türk, 0,92.

Une valeur globulaire élevée, avec un chiffre de globules rouges souvent très bas, la présence de globules rouges nucléés, avec noyau parfois en voie de division, de l'éosinophilie, de la mononucléose portant sur les grands mononucléaires ou les moyens, des formes de passage entre ceux-ci et les polynucléaires, qui ne sont pas toujours très augmentés de nombre, l'apparition de myélocytes, sont tout autant de signes que l'on rencontre dans l'anémie pernicieuse et qui reconnaissent pour cause, ainsi que nous le verrons, une réaction médullaire intense, qui correspond à un état rouge de la moelle. Ces différentes lésions viennent à l'appui de l'opinion de certains auteurs qui prétendent que l'anémie cancéreuse est une anémie par hémolyse et non par anhématopoïèse, et que d'autre part l'anémie pernicieuse n'est pas une entité clinique, mais un syndrome relevant de causes différentes.

## § 3. — **Anatomie pathologique.**

Nous ne verrons que les lésions qui nous intéressent dans cette étude, c'est-à-dire celles des organes hématopoiétiques. Nous tenons à signaler toutefois que, en dehors de la conservation fréquente du pannicule graisseux sous-cutané, les masses musculaires, quoique atrophiées, ont souvent gardé leur coloration rouge franc. En outre, les viscères, y compris le cœur, sont remarquables par leur pâleur, d'une

part, et par leur surcharge graisseuse, d'autre part (myocarde, épiploon). Ces lésions se rapprochent de ce que l'on
constate à l'autopsie de malades morts d'anémie pernicieuse.

Quant à la tumeur gastrique, sa localisation varie beaucoup, de même que sa nature histologique. C'est un cancer
des faces ou de la petite courbure; il peut siéger au pylore,
occasionnant une sténose plus ou moins serrée.

La tumeur, parfois très petite, présente souvent un volume
assez considérable et parfois s'étend, envahissant en nappe
les tuniques de l'estomac; elle peut être ulcérée ou non.

Quant à sa nature histologique, ce peut être un squirrhe,
un carcinome ou même un encéphaloïde.

Menetrier et Aubertin avaient pensé, chez leur malade
dont la tumeur contenait des cellules spéciales, atypiques,
renfermant dans leur protoplasma des gouttelettes liquides,
voir dans ces cellules une forme spéciale de cancer qui
serait en rapport avec la déglobulisation. Mais, depuis, ils ont
renoncé à cette hypothèse, car ils ont vu des cas de cancer
de l'estomac à forme anémique, dont la structure histologique ne présentait rien que de banal.

*Foie.* — Le foie est souvent un peu augmenté de volume,
en outre, dans presque tous les cas, il présente une teinte
pâle et paraît en état de dégénérescence graisseuse.

Au microscope, on a signalé un peu de sclérose des espaces portes; la dégénérescence graisseuse; est souvent très
marquée. (Eisenlohr.)

On y voit souvent de la sidérose, signe de destruction
globulaire, surtout nette dans un cas d'Aubertin.

La carcinose secondaire est en somme assez rare dans les
observations de forme anémique pure.

*Rate.* — La rate est un peu augmentée de volume, mais
légèrement. On note de la sclérose de la capsule qui parfois

même est très épaissie et envoie dans la pulpe des travées scléreuses.

Clerc et Gy ont vu l'épaississement des artères centrales, des corpuscules de Malpighi ; ceux-ci sont le plus souvent peu nets et leur gaîne lymphatique peu marquée, dissociée probablement par les fibrilles conjonctives. Les follicules peuvent être atrophiées ; autour du centre germinatif, formé de monos à noyau clair qui peuvent être augmentés de nombre, on voit des cellules rondes très nombreuses qui l'enserrent.

Sur frottis de pulpe splénique, on rencontre des globules rouges, des monos non granuleux, des lymphocytes.

Menetrier et Aubertin ont vu, en outre, des polynucléaires dans une proportion de 28 %. Clerc et Gy ont vu de rares hématies nucléées et des myélocytes.

Il faut noter que dans le cas de Menetrier et Aubertin, la réaction myéloïde se traduisait par une grande abondance de mononucléaires. Dans celui de Clerc et Gy, l'anémie était très intense, il y avait des myélocytes dans le sang avec des globules rouges à noyaux, signes d'une réaction vive de la moelle.

Si donc parfois on trouve fort peu de modifications de la rate ou simplement de la sclérose, on rencontre, d'autre part, de l'atrophie des follicules, et, sur frottis, des cellules (globules rouges à noyau, polynucléaires, myélocytes), éléments anormaux de la pulpe splénique qui dénotent une transformation myéloïde.

Enfin Aubertin, Sailer et Taylor, ont signalé la présence de pigment ferrique.

*Ganglions.*— Ceux-ci sont souvent, au voisinage de la tumeur, envahis par le cancer. En dehors de ces lésions, le système ganglionnaire lymphatique est le plus souvent indemne. Sailer et Taylor ont cependant signalé un peu de sidérose et de la sclérose.

*Moelle*.— Dans les cas où elle a été étudiée, la moelle présente une réaction des plus nettes.

Si dans un cas elle a paru simplement moins graisseuse que normalement, dans les autres cas on a noté son aspect rouge. Cette réaction est plus marquée en général au niveau des os plats (sternum, côtes), que dans les os longs où elle porte soit sur toute leur étendue, soit sur une partie seulement.

Sur coupe, on remarque que son tissu est plus compacte que normalement; on voit quelques travées scléreuses, les aréoles graisseuses ont disparu.

Dans un cas rapporté par Menetrier et Aubertin, la moelle du fémur était dure blanchâtre, « complètement sclérosée », formée de tissu conjonctif adulte, avec conservation relative des aréoles graisseuses ; mais, en dehors de ces régions atteintes, elle était en prolifération active. La moelle des os plats était aussi en état de réaction marquée, contenant de nombreux myélocytes. Il s'agissait vraisemblablement d'une sclérose ancienne, localisée, de cause inconnue, qui avait entravé en partie le travail de réparation sanguine.

Sur frottis, on constatait de très nombreux globules rouges, à noyau avec figures de karyokinèse, des mégaloblastes, des myélocytes éosinophiles, neutrophiles ou basophiles extrêmement nombreux.

Dans le cas de Menetrier et Aubertin, le pourcentage des éléments avait donné :

Myélocytes granuleux, 63.

Cell. éosinophiles (Poly. et Mono.), 0,6.

Polynucléaires neutrophiles, 21.

Lymphocytes, 0,7.

D'autrefois on voit une réaction lymphatique et polynucléaire. Le malade de Clerc et Gy présentait à la fois une réaction lymphocytaire et myélocytaire :

Lymphocytes, 36,5.

Poly. neutrophiles, 2.

Myéloc, neutrophiles, 49,5.

— éosinophiles, 2,5.

— basophiles non granuleux, 4.

Normoblastes, 11,5.

Mégaloblastes, 4.

## OBSERVATIONS

**Obs. I.** — EISENLOHR, *Deut. Arch. f. klin. Medic.* 1877.

*Diagnostic.* — Tumeur de l'estomac greffée sur un ulcus ancien constaté à l'autopsie.— Anémie intense avec pâleur cireuse des téguments, mais surtout sans amaigrissement notable.— Troubles circulatoires (subjectivement : palpation douloureuse — objectivement : augmentation d'intensité des pulsations cardiaques, tachycardie).

Femme de 43 ans. Depuis deux années, au moment de son entrée (9 mars), elle accuse des troubles importants du côté de son estomac ; douleurs et vomissements, qui l'amènent à l'hôpital dans un état d'adynamie et de faiblesse profondes.

Les examens de sang, pratiqués tous les trois jours, montrent une modification tout à fait analogue à celle présentée par un cas d'anémie pernicieuse observé simultanément, mais encore plus marquée. La plupart des globules rouges sont diminués de moitié ou d'un quart de leur volume normal. A côté, mêmes formes normales que dans l'anémie pernicieuse ; dépression centrale profonde, épaisseur considérable, prolongements. Les globules blancs sont bien augmentés de nombre, mais ont leur volume normal, avec beaucoup de granulations. Aucun élément nucléaire coloré. Le sang est fluide, presque vermeil, Aux examens consécutifs, on constate une diminution relative du nombre des éléments. Puis apparurent des formes bizarres : par exemple des formes à prolongements fins, longs, arqués ; le corps des cellules donne l'impression très nette d'une très grande flexibilité.

*5 juin.* — Grande augmentation des globules blancs : 1/50 est leur proportion par rapport aux hématies. La plupart sont gros, de forme

amœboïde, à prolongement flous qui, durant l'examen, s'allongent et
se raccourcissent (à la température de 25 degrés), ce qui provoque
des variations assez rapides dans la forme des cellules. Grosses masses
protoplasmiques à granulations, pas de noyau visible. Beaucoup de
ces masses protoplasmiques étaient si floues qu'elles paraissaient réduites à leurs grosses granulations et à de petits amas moléculaires.
De petites formes décolorées en petit nombre.

L'état de la malade avait changé : elle accusait une grande sensibilité à l'épigastre et avait vomi une fois. Diminution croissante des
forces, œdème. Pas d'hémorragie rétinienne, mais une extrême pâleur
du fond d'œil. Pas de température.

Dans la nuit du 9 au 10 juin, délire.

*10 juin.* — Collapsus et mort.

*Autopsie.* — La cause immédiate de la mort réside dans un caillot
récent, ayant pris naissance dans un vaisseau corrodé de la région pylorique de l'estomac. Une zone cicatricielle de la dimension d'un petit
écu, sur la face antérieure de l'estomac avec, pour fond, la surface hépatique sous-jacente, est le siège d'une infiltration carcinomateuse,
mais sans ulcération. L'infiltration gagne la région pylorique et présente, à ce niveau, une ulcération profonde.

Indépendamment d'une anémie extrême des divers organes, et d'une
dégénérescence graisseuse très marquée du foie et des reins, on trouve
sur diverses coupes du muscle cardiaque un fin réseau régulier blanc
jaunâtre, dont la trame élégante transparaît très nette sous l'épicarde.
Ecchymoses disséminées sur l'épicarde. Petite cavité kystique dans la
troisième portion du noyau lenticulaire gauche. La cavité médullaire
du fémur droit paraît remplie, depuis la limite de l'épiphyse jusqu'à
son tiers inférieur, d'une moelle blanche légèrement gris rougeâtre;
dans le tiers inférieur de la diaphyse on trouve de la graisse jaune.
Il en existe aussi d'ailleurs dans le tissu spongieux de la tête et du col.
Le sternum possède une moelle abondante, molle, rouge foncé.

*L'examen microscopique de la moelle osseuse* prouve l'existence en
abondance d'éléments nucléés colorés, très visibles dans le champ du
microscope. Ils possèdent pour la plupart un peu plus que la dimension des hématies normales. Une couche de protoplasma faiblement
coloré, homogène, entourant le noyau finement granulé, incolore, volumineux, tantôt central, tantôt excentrique, telle est la forme presque
constante de ces éléments. A côté, formant une partie importante de

la moelle, de petits globules rouges, sans noyau, de diverses tailles, ressemblant tout à fait aux microcytes observés pendant la vie, et très peu colorés. Dans un certain nombre d'entre eux, on observe des grains colorés, très réfrigents.

Une partie considérable de la moelle est formée par des gros éléments non colorés, en presque aussi grande quantité que les colorés : de formes variées et d'aspect épithéloïde avec un gros noyau arrondi, très facilement visible.

Ils ressemblent tout à fait à ceux observés pendant la vie dans le sang. Petits éléments ronds, incolores en nombre relativement restreint. Peu de cellules graisseuses. Les cristaux de Charcot sont absents. La moelle du sternum présente des modifications tout à fait analogues : ici encore, l'abondance des éléments colorés et nucléés est frappante.

**Obs. II.** — Sailer et Taylor. *International medical Magazine* 1897.

X... 45 ans, a présenté pendant son existence tous les symptômes de l'anémie pernicieuse.

Examen de sang Hémoglob., 20 %.
> GR., 1.100.000.
> GB., 45.000.
> G., 0,9.
> Polynucléaires, 43,7 %.
> Monos, 21.
> Lymphocytes, 25.
> Eosinophiles, 1.
> Myélocites, 9,3.

Quelques normoblastes dont quelques-uns en karyokinèse.

*Autopsie.* — Tout petit cancer siégeant à la paroi postérieure de l'estomac avec généralisation secondaire dans la tête du pancréas et dans les ganglions rétropéritonéaux.

La moelle paraissait moins graisseuse que d'ordinaire, faiblement lymphoïde, et par îlots seulement.

Rate et ganglions fibreux.

Foie et rein un peu gros.

Dans aucun de ces organes il n'y avait de sidérose marquée.

Il manquait les lésions caractéristiques de l'anémie pernicieuse.

**Obs. III.** — Anton Krokiewicz, *Wiener klinische Wochenschrift*, 14 septembre 1899, n° 37.

J. K..., 37 ans, marié, journalier, a déjà été soigné plusieurs fois à l'hôpital pour anémie prononcée avec hydropisie légère.

7 novembre 1898. — Pour la troisième fois on le reçoit à l'hôpital pour faiblesse générale marquée, oppression, œdèmes des membres inférieurs.

*Etat actuel.* — Homme de corpulence moyenne, bon aspect général. Pâleur cireuse du tégument; tissu graisseux sous-cutané, bien développé, principalement au visage. Squelette normal.

Le tissu sous-cutané des membres inférieurs est légèrement infiltré d'œdème.

Les conjonctives sont d'une blancheur tirant sur le jaune.

La cage thoracique ne comporte pas d'asymétrie; respiration du type costal supérieur. En avant et à droite, la percussion sur la ligne mamelonnaire donne, jusqu'à la cinquième côte, de la sonorité; au-dessous de la sixième, submatité; à gauche, sonorité, jusqu'à la quatrième côte. En arrière, de chaque côté de la colonne vertébrale jusqu'à la huitième côte, sonorité; plus bas submatité. La limite inférieure des poumons, pendant les inspirations profondes, varie peu. Le murmure, partout, en avant et en arrière, est renforcé; dans les parties déclives et en arrière, petits râles aux fortes inspirations. Vingt-quatre respirations à la minute.

Le cœur est transversalement augmenté de volume. Le choc de la pointe n'est perceptible ni à la vue, ni à la palpation. Le premier bruit, aux orifices artériels et veineux, s'accompagne d'un léger souffle; de plus, les bruits sont sourds. Pouls petit, très faible, presque filiforme. Dans les veines du cou, bruit du diable. Langue un peu chargée. Dans la bouche, aucune trace de syphilis antérieure. Bonne dentition. Abdomen normal, sans points douloureux. Très léger épanchement ascitique. Estomac un peu dilaté. Borborygmes intestinaux. Foie et rate un peu gros, non douloureux.

Urines jaunes paille, à réaction acide; ni sucre, ni albumine.

Le malade se plaint de vertiges et de faiblesse tels qu'il ne peut se tenir sur ses jambes. Il attribue sa maladie à une alimentation défectueuse et aussi à son travail; il était ces derniers temps dans une briquetterie.

Il est resté à l'hôpital jusqu'au 15 janvier 1899, date de sa mort, qui

survint avec une progression rapide et considérable de son anémie et
de son état de faiblesse, et de l'anasarque.

Le premier mois de son séjour, il a présenté (du 8 novembre au 9
décembre) une fièvre inconstante, atypique, avec maxima de 39°2 et
chutes, matin ou soir indifféremment, à 38° 2. Puis du 9 décembre jusqu'à sa mort hypothermie entre 36° 1 et 36° 8.

Dès le début de son séjour, le malade a présenté des troubles nerveux ; il quittait son lit pour s'enfuir ; il devint même si insupportable
qu'on dut lui mettre la camisole de force. Il perdait sous lui urines
et matières et ne revenait momentanément à lui, ne reprenait cons-
cience que pour se plaindre de douleurs dans les os, principalement
des membres inférieurs.

Un mois avant sa mort survint une diarrhée rebelle à tout traitement.
Les selles avaient l'apparence de l'eau de riz ; elles étaient si abondantes qu'on n'avait pas le temps de changer le récipient sous le malade.
Jamais de vomissements. Appétit modéré, langue sèche. Recherche
négative de parasites dans les selles. L'urine n'a pu être examinée, le
malade la perdant avec ses matières.

Le pouls pendant les cinq premières semaines, par suite d'une médication appropriée, était devenu meilleur, du moins quant à la tension
et à la fréquence ; plus tard, il redevint filiforme.

En même temps que le pouls se relevait, l'œdème des membres
inférieurs et les épanchements dans les séreuses recommençaient. Du
côté des organes, aucun changement important ne se manifeste, sauf
que l'on découvrit un peu d'épanchement dans la plèvre droite, attri-
buable au décubitus habituel du malade.

### Examens du sang.

10 décembre. — G. R., 1,944.000.

  G. B., 5.000.

  Hg. (procédé de Gowers), 25.

  Val. glob., 0.6.

  Densité, 1,041.

  Leucocytose digestive, 6,800.

  Alcalinité, 426 mg. NaOH.

  Poïkilocytes.

  Macrocytes.

  Mégaloblastes, en petit nombre.

  Normoblastes, comme normalement.

  Leucocytes   —

*21 décembre*. — G. R. : 1.808.000.

    G. B. : 3.400.

    Hg (procédé de Gowers) : 22.

    Val. glob. : 0,6.

    Densité : 1.030.

    Leucocytose digestive : 4.000.

    Alcalinité : 319 mg., NaOH.

    Même morphologie.

*8 janvier*. — G. R. : 2.696.000.

    G. B. : 12.000.

    Hg (procédé de Gowers) : 40.

    Val. glob. : 0,7.

    Densité : 1.049.

    Leucocytose digestive : 12.000.

    Alcalinité : 372 mg., 7 Na OH.

    Poïkilocytes.

    Macrocytes.

    Normoblastes.

    Leucocytose.

    Neutrophiles.

*Diagnostic*. — On formule le diagnostic clinique : Anémie pernicieuse progressive. Entérite chronique. Insuffisance cardiaque. Œdème
généralisé.

*Autopsie le* 15 *janvier* (D^r Ciechanowski). — Il formule le *diagnostic
anatomique* : Adénocarcinome polypeux multiple de l'estomac avec
métastases ganglionnaires. Endocardite récente avec granulations sur
la mitrale et la paroi ventriculaire gauche. Infarctus de la rate et du
rein droit.

    Tuméfaction subaiguëe de la rate. Infiltration graisseuse du foie.
Dégénérescence graisseuse du myocarde.

    Pneumonie croupale asthénique du lobe inférieur du poumon droit.
Nodules tuberculeux dans les deux poumons. Anémie intense. Œdème
généralisé peu considérable.

    Hernie inguinale.

*Aspect général* : Individu assez bien bâti.

    Emaciation presque nulle ; le panicule adipeux subsiste.

    Peau très blanche. Le tissu sous-cutané des extrémités inférieures
de la région sacrée et du dos est légèrement infiltré. A un examen

attentif, on constate l'issue d'une sérosité incolore. Os et articulations
ne paraissent pas pathologiques ; la moelle des os longs est rouge,
rose foncé, sans métastase néoplasique. Masses musculaires modéré-
ment développées. Les vaisseaux périphériques ne paraissent présenter
aucune lésion.

Crâne sans asymétrie, d'épaisseur normale ; rien à sa surface
interne.

La dure-mère s'enlève facilement ; sa surface interne est lisse, blanc
nacré. Les autres membranes sont minces, lisses, nacrées. Les vaisseaux de la base et ceux de la fosse de Sylvius ne présentent rien
d'anormal. Le cerveau est pâle, sans lésion apparente.

Les ventricules sont un peu dilatés, remplis d'une sérosité claire,
l'épendyme est lisse, mince, brillant. Le cervelet et la bulbe sont pâles,
sans présenter rien d'anormal.

Au thorax aucune modification. Les cavités pleurales contiennent
environ 100 grammes de sérosité jaunâtre, claire. La plèvre, la droite
et la gauche, sont minces, brillantes. Au lobe inférieur du poumon
droit plusieurs tubercules perlés, finement disséminés.

*Poumon droit.*— Les lobes supérieur et moyen sont emphysémateux ;
leur parenchyme à la coupe est pâle, il en sort, quand on le comprime,
une petite quantité d'écume séreuse, claire, grumeleuse. Au sommet,
un foyer caséeux gros comme un petit pois, en partie calcifié, encerclé
de tissus fibreux. Le lobe inférieur est moins emphysémateux, surtout
à la base. A la coupe, le parenchyme est, par places, légèrement granuleux ; à part cela, la surface en général est lisse, gris rosé. Par ex-
pression on fait sortir une sérosité faiblement aérée, gris rosé, trouble.
Le tissu pulmonaire est compact dans tout le lobe inférieur.

*Poumon gauche.* — Au sommet, un foyer caséeux, en partie calcifié,
de la grosseur d'un haricot, entouré de tissus fibreux ; à ce niveau, la
plèvre est épaissie. A la partie inférieure du lobe supérieur, îlot até-
ectasié gros comme une noisette ; la surface de la coupe est lisse, gri-
sâtre, translucide ; dans cet îlot sont disséminés de petits noyaux
caséeux ne dépassant pas la grosseur d'une lentille. Dans le lobe inférieur, îlot calcifié de la grosseur d'un pois ; et en deux points, deux
autres îlots de la grosseur d'un haricot, paraissant formés de masses
granuleuses et de petits noyaux caséeux. Cependant le parenchyme
du poumon gauche est partout emphysémateux, granuleux, et en

général pâle ; dans le lobe supérieur pas d'œdème ; dans le lobe inférieur on peut exprimer une quantité notable d'écume claire.

*La muqueuse bronchique* est lisse, pâle. Les ganglions lymphatiques
bronchiques et médiastinaux sont hypertrophiés et anthracosiques.

*La muqueuse du larynx*, lisse, très pâle, ne présente d'ailleurs pas
d'autres modifications. Thymus normal. La muqueuse de la trachée est
lisse, pâle, mais à part cela, normale. Les vaisseaux pulmonaires sont
vides, l'endothélium est lisse et pâle.

*Le péricarde* contient quelques gouttes de sérosité claire. Le feuillet
viscéral est lisse, brillant. L'endocarde est mince, lisse, brillant ; au
niveau du ventricule droit, dans le feuillet du péricarde, se trouve une
épaisse couche de graisse

*Le cœur* est à peine augmenté de volume dans le sens transversal.
Son tissu est compact, pâle, jaunâtre : il se délimite bien, surtout dans
la région des cavités droites, de la couche graisseuse épicardiaque. Les
artères de la base sont légèrement atteintes : la paroi des branches
les plus grosses est, par places, irrégulièrement épaissie, de sorte que la
lumière, en ces points, n'est pas exactement centrale : elle n'est cependant pas rétrécie. Le ventricule gauche n'est pas dilaté et sa paroi a
son épaisseur normale. Entre les piliers on trouve quelques caillots
hémisphériques décolorés à base solidement assise : ces coagulations
s'étaient produites pendant la vie. L'oreillette gauche n'est pas dilatée,
ni sa paroi hypertrophiée. Sur la surface postérieure de la mitrale, on
trouve en trois points, selon la ligne où adhèrent les valves en fermant
l'orifice, des végétations de petite taille, pâles, blanchâtres, mame-
lonnées. A part cela, rien de particulier.

Les valvules semi-lunaires ne présentent aucune modification.
L'oreillette et le ventricule droit sont un peu dilatés et contiennent
une quantité notable de caillots agoniques rouge sombre, mous, fon-
dants, libres. Les parois ventriculaires sont un peu amincies. Les valvules tricuspides et pulmonaires ne sont pas modifiées. L'aorte a sa
largeur normale. Au niveau de la crosse, petit point calcifié bien cir-
conscrit : l'endothélium, à part cela, est en bon état, brillant, pâle.

*La cavité abdominale* contient une quantité notable de sérosité claire,
légèrement jaunâtre. Le péritoine est mince, lisse, brillant. A droite,
hernie inguinale contenant une grosse anse de l'iléon adhérente au sac
par de petits tractus. L'ouverture du sac est large, la coudure sigmoï-
dienne est bien développée, son mésentère est haut situé, légèrement
attaché, fibreux. La disposition des viscères est cependant normale,

*La rate* est un peu hypertrophiée, sa capsule épaissie. Dans le parenchyme rose foncé, un peu résistant, on voit un îlot cunéiforme dont la base est à la périphérie et le sommet dirigé vers l'entrée des vaisseaux ; cet îlot est blanc jaunâtre, assez dur.

*Les reins* sont de taille et de consistance normales. Leur capsule est mince et se laisse bien détacher ; la surface est lisse, le parenchyme pâle ; dans le rein droit, un point jaune, cunéiforme, à base périphérique, à sommet dirigé vers le hile, assez bien délimité au milieu du parenchyme et du volume d'une noisette ; partout ailleurs, la structure du parenchyme est normale. Calices et bassinet normaux. Aucune modification macroscopique aux *capsules surrénales*.

Rien au *pancréas*. Le foie est gros ; son bord antérieur est mousse, sa capsule mince, lisse, brillante. Le parenchyme est uniformément jaune sur la surface de coupe et assez dur. L'appareil excréteur ne semble rien présenter d'anormal.

*Œsophage :* muqueuse lisse et pâle. Rien autre à signaler.

*Estomac :* à peu près normal comme volume. Sans contenu alimentaire. La muqueuse comme la musculeuse, ne paraissent macroscopiquement présenter aucune altération. En divers points de la muqueuse, dans la cavité, s'érigent sur de minces tiges des végétations polypeuses délicates, rose rouge, elles ont l'aspect « en chou-fleur » par suite de la division de leur sommet en nombreuses franges. La plus grosse de ces productions atteint le volume d'un œuf de poule et se trouve située sur la paroi antérieure de l'estomac, près de son plancher ; elle s'étend à la façon d'un peigne le long de la grande dimension de l'estomac, dans la portion avoisinant le pylore.

De 7,5 mm. à 1 cm. plus haut, sur la paroi antérieure de l'estomac, seconde végétation de la grosseur d'une noisette ; troisième à 3 cm. au-dessous du fond de l'estomac, de volume à peu près analogue. De plus sur la paroi antérieure, au niveau du cardia, comme prolongeant la végétation, épaississement pas très surélevé, en plateau, reposant sur une large base, et qui est formé de tissu néoplasique, de consistance plus dure, à surface irrégulière, et cependant non végétante. Autre tumeur analogue (la cinquième) de la grosseur d'un haricot, sur la même ligne, 1 cm. plus près du cardia ; enfin, au-dessous de cette dernière tumeur, une très plate, de la grosseur d'un pois ; aucun de ces épaississements ne présente à sa surface de perte de substance, ni trace d'ulcération. La muqueuse, partout ailleurs, a un aspect inégal, chagriné et pâle.

*Gros et petit intestins* : la muqueuse est lisse, pâle, œdématiée. Le contenu est liquide. Les ganglions mésentériques sont normaux, les rétropéritonéaux hypertrophiés, pâles, atteints par la métastase néoplasique. Les vaisseaux de la cavité abdominale, les uretères, la vessie et les organes génitaux ne présentent aucune lésion.

L'examen microscopique des productions néoplasiques de l'estomac montre qu'il s'agit d'un tissu adénomateux; dans les parties profondes de la tumeur, l'épithélium recouvrant les glandes néoformées est par place stratifié, et forme des striations réunissant les glandes situées en face.

Dans les parties superficielles du néoplasme, dans la lumière des glandes néoformées, en divers points, amas de leucocytes : on en trouve également, quoique assez peu abondants, disséminés par places dans le stroma conjonctif de la tumeur.

La muqueuse néoplasique, non abîmée, présente une hypertrophie du tissu conjonctif interglandulaire et une atrophie des glandes.

Les ganglions lymphatiques proches de l'estomac sont envahis par le carcinome.

## Obs. IV. — BLANC, Thèse de Paris, 1901.

M. Ch..., âgé de 31 ans, coiffeur, habitant le village d'Argent (Cher), vient à la date du 19 novembre 1900, à Lariboisière, consulter le D<sup>r</sup> Landrieux à qui il est envoyé par son médecin le D<sup>r</sup> Joly.

Cet homme a toujours été bien portant, à part une pleurésie à l'âge de 10 ans. Il est actuellement malade depuis environ 10 mois. Il se plaint d'une grande faiblesse générale, d'essoufflement et de battements de cœur, dès qu'il fait le moindre effort. Aujourd'hui, par exemple, pour monter les deux étages qui conduisent à la salle des malades, il a dû s'asseoir à plusieurs reprises sur les marches. Dès qu'il a fait quarante pas, il est essoufflé; c'est donc là un type d'anémie extrêmement sévère.

Le faciès du malade est beaucoup plus impressionnant encore que les signes fonctionnels.

Cet homme est d'une pâleur effrayante : son teint n'est pas d'un blanc porcelaine, mais d'une pâleur cireuse, fortement verdâtre, comme les chlorotiques. Les muqueuses conjonctivales, labiales, buccale, sont fortement décolorées. On distingue à peine les limites entre la muqueuse et la peau des lèvres.

Malgré cela il n'a pas maigri; il dit même avoir plutôt engraissé. Et, de fait, il possède encore une bonne couche de tissu cellulaire sous-cutané; il présente cet embonpoint spécial et si commun chez les chlorotiques.

L'anémie qu'il présente est réellement très impressionnante.

Il n'offre aucun trouble fonctionnel que ceux signalés par nous, tout à l'heure. Il ne se plaint que de vagues douleurs du côté des reins.

L'appétit est conservé: il est même excellent.

Les différents viscères paraissent sains.

Il n'y a pas d'albumine ni de sucre dans les urines. Seul le système circulatoire possède quelques particularités : on entend des souffles anémiques marqués dans les vaisseaux du cou et l'artère pulmonaire.

Le pouls bat à 80 pulsations à la minute. Il est régulier et fort.

La tension artérielle est de 23 à 24 centimètres de mercure mesurés au sphygmomanomètre de Potain.

Le médecin d'Argent a diagnostiqué une chlorose.

Le sujet accepte d'autant mieux ce diagnostic que, d'après ce qu'il nous dit, la chlorose est extrêmement fréquente dans le pays, atteignant la plupart des jeunes filles et que sa propre femme avant sa dernière grossesse, qui date de trois ou quatre ans, a été profondément anémique.

En l'absence de tout autre symptôme fonctionnel pathologique, le Dr Landrieux accepte aussi ce diagnostic, et prie le Dr Milian de vouloir bien pratiquer un examen du sang.

Voici les résultats de cet examen :

*Examen du sang* pratiqué le 19 *novembre* 1900 par le Dr Milian à l'hôpital Lariboisière :

*Caractères physiques.* — Le sang coule très facilement. Il est extrêmement fluide et très peu coloré. Caillot rétractile.

*Numération.* — G. R. = 4.185.000
G. B. = 14.043
R. = 957.041
G. = 0,22
Polynucléaires, 64
Monos opaques, 7
— clairs, 27
Eosinophiles, 2

*En résumé,* leucocytose très marquée portant sur toutes les variétés de leucocytes avec anémie considérable due, non pas à la diminution du nombre des globules rouges, mais à la perte de leur teneur en hémoglobine.

En présence de ces constatations, le D^r Milian qui, auparavant, était de l'avis de ses confrères, pense qu'il ne peut s'agir d'une chlorose vraie, mais d'une anémie symptomatique, et, connaissant la forme anémique du cancer de l'estomac, décrite par le P^r Hayem, porte le diagnostic de cancer vraisemblable de l'estomac.

Ce malade retourna dans son pays muni de ce diagnostic. Or, quelques jours après, l'attention ayant été attirée de ce côté, on constata du méléna dans ses gardes-robes et des troubles digestifs : anorexie, vomissements.

Le D^r Joly fit alors voir son malade au D^r Témoin, de Bourges, qui accepta le diagnostic de cancer de l'estomac et décida en présence de la gravité des symptômes digestifs survenus, d'opérer.

L'opération montra une tumeur infiltrant le pylore sur une très grande étendue.

Le D^r Témoin réséqua la partie malade et fit la gastro-entéro-anastomose.

Le malade guérit parfaitement. Et aujourd'hui, 19 juin, il nous écrit : « L'opération a été faite dans des conditions merveilleuses, la convalescence a été on ne peut plus douce et depuis le 20 février dernier, je fais mon travail moi-même et je fais même de la bicyclette, comme auparavant que je sois malade, sans ressentir aucune gêne ni aucune fatigue. Je me suis pesé tous les quinze jours pendant six mois après l'opération, soit jusqu'au 25 mai dernier, et je prenais du poids progressivement ; aujourd'hui mon poids est stationnaire ; aucun aliment ne me gêne, je mange aussi bien des haricots en grains que des choux ; la digestion se fait admirablement bien.

**Obs. V** (résumée). — Menetrier et Aubertin. *Arch. gén. Méd.* 1902, p. 658.

Louis G.,., 42 ans, entre à l'hôpital, se plaignant d'amaigrissement et de faiblesse générale, qui remontent à cinq ou six mois.

Troubles digestifs peu marqués ; jamais de vomissements, alimentation suffisante, malgré un dégoût peu marqué pour la viande et les matières grasses.

A l'examen, affaiblissement et anémie considérables. Le malade est pâle, sans bouffissure, sans teinte jaune paille ; muqueuses décolorées, conjonctives presque blanches.

Rien d'anormal du côté du tube digestif au point de vue fonctionnel.

Pas de signes physiques gastriques.

*Examen du sang* :  Globules rouges, 1.476.000.
Globules blancs, 9.300
Polynucléaires, 49,44 °/₀. ·
Mononucléaires, 42,22.
Lymphocytes, 8,33.
Pas de globules rouges à noyau.

Suc gastrique : absence d'HCl au réactif de Gunzbourg.

La cachexie augmente peu à peu, bien que le malade continuât à s'alimenter. Le malade meurt bientôt n'ayant présenté comme signes gastriques qu'une hématémèse, quinze jours avant sa mort.

*Examen du sang* (huit jours avant la mort).
Globules rouges, 1.333.000.
Globules blancs, 11.780.
Polynucléaires, 57,77 °/₀.
Mononucléaires, 31,43.
Grands mononucléaires, 6,34.
Lymphocytes, 4,49.

Nombreuses formes de transition entre les monos granuleux et les polynucléaires. Les grands mononucléaires sont plus nombreux.

Pas de globules rouges à noyau.

*Autopsie.* — Décoloration marquée des viscères contrastant avec la coloration rouge des muscles.

Néoplasme volumineux de la région pylorique, bourgeonnant, ulcéré.

C'est un épithéliome atypique contenant des cellules volumineuses, irrégulières, dont quelques-unes sont bourrées de gouttelettes de liquide.

*Frottis de la moelle* : Myélocites granuleux, 63 °/₀.
Polynucléaires neutrophiles, 21.
Polyn. et mono éosinophiles, 0,66.
Lymphocytes, 0,78.

*Frottis de la rate* :  Mononucléaires, 56 °/₀.
Lymphocytes, 15 °/₀.
Polynucléaires, 28 °/₀.

Dans la moelle et rate, nombreuses formes de transition entre les polynucléaires et les monos ; mais pas plus que dans le sang, il n'y avait de globules rouges à noyau.

**Obs. VI** (résumée). — SERGENT et LEMAIRE. *Soc. Méd. Hôpitaux,* Paris, 23 oct. 1903.

M^me T..., 68 ans, entre à l'hôpital pour anémie et anasarque généralisé.

Très bien portante jusqu'à il y a deux mois, elle a commencé à ce moment à s'anémier et à perdre ses forces. Il y a huit jours, l'œdème a apparu et s'est accru considérablement en même temps que s'installait de la dyspnée.

La malade est d'une pâleur extrême, les muqueuses sont décolorées, les téguments ont une légère teinte jaune paille, les lèvres et les conjonctives sont absolument blanches.

L'œdème est très marqué, surtout aux membres inférieurs, l'abdomen, les avant-bras, les mains et la face ; il est mou. Les autres parties du corps sont amaigries.

Dyspnée très vive (40 respirations à la minute) avec orthopnée; quelques râles aux bases.

Rien au cœur.

Rien à la palpation de l'abdomen.

Foie un peu gros.

Urines peu abondantes, albumineuses.

On pense à un mal de Bright tout d'abord, mais apprenant que cette malade a eu au début de son affection un vomissement noirâtre, puis une diminution de l'appétit avec dégoût pour la viande, et rapprochant ces signes de l'amaigrissement et de la teinte jaune paille, on porte le diagnostic définitif de cancer de l'estomac.

*Examen du sang :* Sang violacé très fluide.

Anémie extrême, avec leucocytose marquée.

Polynucléaires, 65 %.

Grands monos, 17.

Petits monos, 12.

Eosinophiles, 6.

Légère poïkilocytose, quelques mégalocytes, quelques globules à noyau, quelques gros mononucléaires granuleux.

*Analyse des urines* (huit jours après son entrée).

Q. 550 cc.

Acidité normale.

Albumine, traces très légères.

Sucre, 0.

Urée, 55 gr. par litre.

Chlorures 1 gr. 53, par litre.

L'état général s'aggrave, la malade meurt dix jours après son entrée.

*Autopsie.* — Cancer sur la petite courbure, non ulcéré, peu bourgeonnant, du diamètre d'une pièce de 5 francs,

Le foie est le siège de noyaux secondaires.

Œdème pulmonaire et hydrothorax double.

Rien de notable aux autres organes.

*Examen histologique.* — Il s'agit d'un épithéliome cylindrique à type glandulaire qui se reproduit nettement dans les noyaux hépatiques.

La rate ne contient pas d'éléments anormaux et ne présente pas de réaction myéloïde.

L'épithélium des tubes contournés des reins, et des anses de Henle est trouble et irrégulier.

**Obs. VII** (résumée). Scott, *American Journ. of the Med. Sciences,* 1903.

M. H..., 56 ans, souffre depuis trois semaines de troubles gastriques qui la forcent à quitter son travail depuis huit jours environ.

Examen à son entrée : anémie intense ; tout le corps est d'une teinte jaune citron, les muqueuses et les ongles sont pâles.

Le pouls est petit, rapide, dépressible. Souffle systolique à la pointe du cœur.

A la palpation de l'abdomen et du creux épigastrique, on réveille un peu de douleur ; mais on ne sent pas de tumeur.

*Examen du sang :* Hémogl., 20 %.

G. R., 1.000.000.

G. B., 18.000.

$G = 1$.

Polynucléaires, 90 %.

Poïkilocytose modérée. Nombreux globules rouges à noyaux, pour la plupart des normoblastes.

Son état empire rapidement, la malade est presque dans le coma.

Elle a un vomissement qui n'a pu être examiné.

Le pouls est filant à peine perceptible. Elle meurt le troisième jour.

*Autopsie.* — On trouve un petit cancer colloïde de la face postérieure de l'estomac de 8 cm. de diamètre, avec généralisation aux ganglions rétrostomacaux et pancréatiques.

### Obs. VIII. — HAYEM, *Arch. gén. de Méd.* 27 sept. 1904.

Je désire vous parler aujourd'hui d'un malade, François S..., couché au n° 36 de la salle Béhier, entré dans le service le 9 mars 1903.

C'est un homme de 61 ans, exerçant la profession de distributeur de prospectus.

Il est venu réclamer nos soins pour un état d'anémie considérable, compliqué de perte des forces et de l'appétit. Tel vous le voyez aujourd'hui, tel il était déjà à ce moment, il y a plus de 8 mois. Toutefois, l'affaiblissement général, l'aspect cachectique se sont accentués.

La pâleur est, de tous les symptômes qu'il présente, celui qui frappe le plus vivement. Les téguments, les muqueuses sont entièrement décolorées. Le teint est cireux, un peu comme dans la chlorose, quoique moins verdâtre. Les conjonctives, littéralement exsangues, ont une apparence légèrement jaunâtre, aspect qui semble dû à la présence d'un peu de graisse autour des vaisseaux, et non à un état de cholémie.

Malgré cette anémie extrême, qui était déjà presque aussi forte en mars, le malade n'est pas très amaigri. La peau se laisse plisser avec une grande facilité, mais les masses musculaires qu'elle recouvre sont encore assez résistantes.

Il n'y a, en ce moment, aucun œdème des membres ou de toute autre région du corps, mais, — (j'attire en passant votre attention sur ce point, dont vous comprendrez plus loin la signification) — on observe tout le long de la jambe droite un réseau de veines variqueuses assez développées, un peu douloureuses à la pression. Il n'y a pas de varicocèle, pas d'hémorrhoïdes.

On note, outre la grande faiblesse, des étourdissements dans les changements brusques de position, des palpitations de cœur. Il n'y a ni céphalée, ni vertiges ; il existe bien des sifflements, des bourdonnements d'oreille, mais ces bruits, très anciens, puisqu'ils datent de 1870, semblent relever d'une lésion de l'oreille qui se caractérise, d'autre part, par une surdité très marquée.

L'anémie et les symptômes qui en dépendent sont à peu près les seuls troubles dont le malade se plaigne spontanément. Tout au plus apprend-on encore que l'appétit laisse fort à désirer, et, fait beaucoup plus important, que cette inappétence porte surtout sur la viande et sur les aliments azotés. Le malade n'a conservé de goût que pour la soupe.

Cette anorexie élective nous conduit à examiner immédiatement l'estomac. Or, à première vue, il n'existe que bien peu de chose du côté de cet organe. Il n'y a pas de douleur spontanée, pas de sensibilité à la palpation. Le malade ne vomit pas, du moins depuis son entrée. Il n'a pas d'éructations Cependant, après avoir mangé, il a parfois des renvois de saveur désagréable.

Depuis quelques jours, il a une forte diarrhée : 12 à 15 selles par jour, liquides, extrêmement fétides. La langue est blanchâtre. A l'examen de l'épigastre, on observe une légère défense des grands droits, mais on ne sent aucune tumeur, aucune résistance suspecte.

L'on ne parvient à obtenir ni bruit de clapotage, ni bruit de succussion. Le bord inférieur du foie est lisse, souple. On ne le sent d'ailleurs, qu'avec une grande difficulté, et seulement dans les fortes inspirations.

Du côté de l'intestin, de la rate, on ne note aucun signe pathologique.

Il n'y a pas de ganglions dans le creux sus-claviculaire ; les ganglions des aines sont petits, durs, roulant sous le doigt ce qui n'a rien de significatif.

Il n'existe aucun souffle anémique au cœur ou dans les vaisseaux du cou.

On n'entend seulement, à la pointe, un souffle organique de faible intensité, franchement systolique, se propageant un peu dans l'aisselle, indice d'une insuffisance mitrale légère, bien compensée. Le cœur ne semble d'ailleurs pas augmenté de volume, la pointe n'en est pas déviée en dehors.

Le pouls est un peu lent, mou, facile à déprimer. Le thorax présente une légère cyphose sénile, la sonorité en est normale partout. La respiration est un peu faible, sans râles.

Le malade est entré à l'hôpital, toussant et crachant Il a encore des petits crachats pelotonnés, remplis de poussières, mais n'a en somme qu'un peu de sclérose pulmonaire.

Tels sont les troubles morbides que nous relevons aujourd'hui, et que nous pouvons résumer de la manière suivante : anémie intense et grande faiblesse coïncidant avec un dégoût marqué pour la viande, quelques renvois et, depuis quelques jours, de la diarrhée, le tout existant chez un homme de 61 ans, ayant une très légère insuffisance mitrale bien compensée, qui manifestement ne peut jouer aucun rôle pathogénique dans la maladie actuelle.

L'anémie extrême et l'anorexie élective existaient déjà en mars, il y a huit mois.

Notre malade ne fait remonter le début de sa maladie qu'à la fin du mois de janvier de l'année courante.

Il a commencé, dit-il, par avoir des vomissements d'abord espacés, et bientôt quotidiens, revenant sans cause appréciable, exclusivement alimentaires, ne paraissant pas avoir contenu de sang, ou s'être accompagnés de mélœna.

En février, cet état dyspeptique s'est compliqué de rhume avec fièvre, et, c'est à partir de ce moment que le malade s'est aperçu qu'il devenait très pâle, qu'il était essoufflé au moindre effort. Il est très probable que l'anémie devait-être plus ancienne, car elle n'aurait pu atteindre en un mois le degré qu'elle présentait lors de notre premier examen en mars.

Les vomissements ont complètement et définitivement cessé aussitôt après l'entrée à l'hôpital. A cette époque, il existait un peu de tympanisme dans la région épigastrique, au niveau de laquelle il nous a toujours été impossible de sentir une tumeur.

Les antécédents héréditaires et personnels du malade ne nous ont fourni aucun renseignement utile.

Né de parents bien portants, le malade a eu cinq enfants, dont quatre seraient morts en bas âge de méningite. Il ne lui reste qu'une fille âgée de 20 ans, qui a, paraît-il, une bonne santé.

Il a eu la variole à 7 ans, la fièvre jaune au Mexique en 1861, et un peu plus tard la blennorhagie.

Il tousse ordinairement l'hiver. Il n'a jamais eu la syphilis et n'est pas alcoolique.

Muni de ces renseignements, nous nous sommes efforcés de faire un diagnostic. Nous nous trouvions en présence d'une anémie extrême — car c'était là, bien certainement, le symptôme dominant.

Cette anémie était-elle protopathique ou n'était-elle pas plutôt symptomatique, et dans cette dernière hypothèse, de quel facteur relevait-elle : cancer ou autre maladie.

Un examen du sang et un examen du suc gastrique nous ont permis de trancher immédiatement la question.

Nous avons trouvé une anémie très forte avec une leucocytose, surtout polynucléaire, c'est-à-dire un état du sang cadrant mieux avec l'hypothèse d'un cancer qu'avec celle d'une anémie pernicieuse protopathique ou d'une leucémie.

Et d'autre part, malgré l'absence de bruit de clapotage, la sonde a pu ramener à jeun 70 centimètres cubes d'un liquide noirâtre, contenant manifestement du sang digéré et donnant à l'analyse les chiffres suivants :

| | | |
|---|---|---|
| Acidité totale | A | 0.351 |
| | énorme par conséquent | |
| Acide chlorhydrique libre | H | 0 |
| Chlore combiné | C | 0.022 |
| Chlorhydrie | H + C | 0.022 |
| Chlore total | T | 0.299 |
| Chlore minéral | F | 0.277 |
| Rapport | $\dfrac{T}{F}$ | 1.08 |
| Rapport | $\dfrac{A-H}{C}$ ou $\alpha$ | 15.94 |

Les chiffres très élevés pour A et $\alpha$ indiquent des fermentations anormales excessives, comme le cancer de l'estomac, et plus spécialement le cancer du pylore, peuvent seuls en produire.

La maladie dont notre sujet est atteint ne peut donc être qu'un cancer du pylore.

Le siège pylorique de la tumeur est d'ailleurs confirmé par ce fait que le liquide examiné est un liquide à jeun, un liquide de stase, de rétention. Un autre accident est venu, quelques semaines après l'entrée du malade dans le service, souligner encore le diagnostic.

Nous avons vu se développer, au niveau du membre inférieur droit, une phelgmatia alba dolens avec fièvre, affection qui a guéri comme une phlegmatia banale, au lieu de se comporter comme les phelgmatia, terminales des cancéreux cachectiques.

Lorsque nous avons été certain de notre diagnostic, nous avons proposé au malade de se faire opérer. J'estimais, en effet, que sa tumeur devait être encore peu volumineuse et qu'il serait sans doute possible de la réséquer entièrement.

Nous nous sommes heurté à un refus formel.

Depuis le mois de mars 1903, c'est à peine s'il s'est produit quelques incidents dignes d'être notés.

Le 18 *mai*, au cours de la phlébite, le malade a ressenti brusquement une douleur aiguë dans le côté gauche du thorax avec dyspnée intense. Il s'est produit en ce point un foyer de râles fins avec matité, dû vraisemblablement à une petite embolie d'origine phlébitique, bien qu'il n'y ait pas eu de crachats sanglants.

Le 28 *mai*, tout était rentré dans l'ordre.

Le 8 *juin*, le malade a été pris d'une crise subite d'orthopnée avec angoisse et gastralgie violente, ayant duré plus d'une demi-heure. Quelle est la signification exacte de cette crise? S'agissait-il d'une angine de poitrine? Nous n'avons pu élucider ce point particulier, car l'attaque ne s'est pas renouvelée.

A part ces incidents, l'état général ne s'est guère aggravé, en apparence, du moins. Un régime alimentaire rigoureux a fait disparaître immédiatement et d'une façon définitive les vomissements.

L'anémie, elle-même, a été combattue avec un certain succès, surtout en avril et en mai, à l'aide du protoxalate de fer et d'une solution chlorhydrique. Le visage a repris une certaine teinte rosée, les forces sont un peu revenues.

Le 14 *mars, l'examen du sang* donnait :

Nombre de globules rouges   N = 2.262.500
—            —      blancs    B =      23.803

(Chiffre élevé résultant de ce fait que le malade était en pleine période aiguë de sa phlegmatia.)

Le 23 *octobre* :           N = 2.957.710
                            B =        8.620

Le 11 *novembre* :          N = 2.802.400
Richesse globulaire         R = 1.218.960
Valeur globulaire           G =       0.43
                            B =      11.780

Nombreux globules en raquettes. Globules nains. Rares globules géants. Pas de globules rouges à noyaux.

En même temps est survenue une augmentation notable du poids :

En *août* 1903, le malade pesait 50 kilogs

Le 24 *octobre*,            —        55 kilogs 500

Et le 3 *novembre*        —        56 kilogs

Bref, l'état s'est amélioré au point que, si l'analyse du suc stomacal extrait à jeun faite antérieurement ne nous avait pas donné un signe de certitude absolue de l'existence d'un cancer de l'estomac, nous eussions pu nous demander si nous n'avions pas commis une erreur de diagnostic.

Nous ne nous sommes malheureusement pas trompé et, malgré le mieux apparent, le mal a certainement fait des progrès.

L'aggravation vraie s'est traduite par une accentuation des signes de stase gastrique.

Le 26 *octobre*, une exploration de l'estomac, le matin à jeun, a permis de retirer par le tube une quantité très abondante de liquide (650 cmc. après filtration) de couleur noirâtre sale, franchement hématique, contenant une grande quantité de détritus alimentaires (plus de 300 centimètres cubes en volume).

Ce liquide analysé a fourni les chiffres suivants :

$$A = 0.499$$
$$H = 0$$
$$C = 0.018$$
$$T = 0.339$$
$$F = 0.321$$
$$\alpha = 27.72$$
$$\frac{T}{F} = 1.05$$

ADDENDUM. — Le malade qui a fait l'objet de cette leçon, a vécu jusqu'au 7 avril 1904. Depuis deux ou trois mois, il ne se nourrissait presque plus, avait de la diarrhée, le plus souvent sans mélæna.

A plusieurs reprises, on a dû le tuber à jeun et lui laver l'estomac ; on a retiré jusqu'à un litre de liquide noirâtre, souillé de détritus alimentaires, exhalant une forte odeur butyrique.

Pour l'empêcher de souffrir, on lui a fait des injections de morphine. Il est tombé peu à peu dans un état de torpeur et de demi-sommeil et s'est éteint sans souffrance.

L'autopsie, dans les détails de laquelle nous n'entrerons pas, nous a révélé deux particularités intéressantes :

Le côlon, extrêmement distendu et recourbé en Z, recouvrait entièrement, dans toute la hauteur de l'abdomen, la masse de l'intestin grêle et l'estomac.

Cette disposition anatomique aurait pu à elle seule empêcher de sentir une tumeur même assez volumineuse. L'estomac, entièrement caché par le côlon, était notablement dilaté, rempli de sang digéré ; il adhérait fortement au niveau de la grosse tubérosité à la rate et au diaphragme et il se présentait (c'est là le point le plus intéressant de l'autopsie) une double tumeur : l'une, siégeant précieusement au niveau où la grosse tubérosité adhérait ainsi aux organes voisins ; l'autre, occupant la région pylorique. En ouvrant l'estomac, le long de la grande courbure et en examinant l'organe par sa face interne, il était facile de voir que les deux tumeurs étaient tout à fait indépendantes l'une de l'autre.

Elles étaient toutes deux ulcérées, bourgeonnantes. Celle de la région cardiaque s'enfonçait dans la partie adjacente de la rate et avait envahi le diaphragme. Celle de la région pylorique adhérait faiblement au foie ; elle était franchement annulaire. L'orifice, rigide, était manifestement insuffisant. Entre ces deux tumeurs principales, on observait de toutes petites saillies villeuses de la grosseur d'une lentille et résultant vraisemblablement de greffes cancéreuses.

Il existait également quelques érosions superficielles banales.

Les autres organes ne présentaient rien de particulier.

Notons, cependant, que le poumon gauche avait contracté de très fortes adhérences dans toute la hauteur du thorax, sauf au niveau de la base où il existait des fausses membranes fibrineuses récentes.

Les poumons étaient ulcérés, non tuberculeux.

Le cœur volumineux présentait une valvule mitrale rigide, épaissie et dilatée.

Les reins étaient un peu scléreux.

Le foie, le système nerveux n'offraient aucune lésion remarquable.

Au microscope, la tumeur stomacale présentait toutes les apparences du cancer alvéolaire vulgaire, sans dégénérescences cellulaires spéciales.

Dans un grand nombre de points, les cellules avaient conservé leur forme cylindrique ; ailleurs elles étaient métatypiques.

L'autopsie semble démontrer que le malade a été en quelque sorte bien inspiré en refusant toute intervention chirurgicale. Nous ferons observer que le développement des deux tumeurs indépendantes situées respectivement au niveau de chacun des orifices de l'estomac constitue une exception des plus rares. Dans l'immense majorité des cas, on trouve une tumeur unique siégeant au niveau du pylore, et l'on peut pratiquer utilement soit une pylorectomie, soit une gastro-entérostomie. Cette dernière opération — si notre malade avait accepté une intervention — aurait peut-être pu rendre un certain service.

**Obs. IX** (résumée). — REGNAULT. Thèse de Lyon 1904-1905, p. 14.

V. L., 56 ans, ourdisseuse, entre à l'hôpital pour anémie, pertes de forces et enflures des jambes.

Rien à noter dans ses antécédents héréditaires ou personnels.

Il y a quatre ou cinq mois, elle a commencé à éprouver de la dyspnée d'effort et des palpitations en même temps qu'elle perdait ses forces, mais sans maigrir, sans éprouver de troubles digestifs d'aucune sorte. En même temps, elle a pâli et a pu constater à la fin de la journée de l'œdème des jambes.

Depuis 10 jours, elle a cessé tout travail.

A l'entrée, 20 décembre ce qui frappe surtout c'est la pâleur du visage et la décoloration très marquée des muqueuses ; mais la malade n'a pas du tout l'aspect cachectique.

Au cœur, souffle systolique, à maximum dans le quatrième espace gauche le long du bord sternal. Murmure veineux du cou très net.

Dyspnée d'effort et palpitations, pas d'arythmie.

L'appareil respiratoire paraît sain.

L'appétit est diminué, mais la malade n'a pas de dégoût pour les aliments (en particulier pour la viande).

Après les repas, elle éprouve simplement un peu de pesanteur gastrique, mais n'a ni douleurs, ni vomissements.

La palpation de l'estomac ne révèle rien. Pas de clapotage gastrique.

Les autres organes paraissent sains : pas de ganglions inguinaux, axillaires, ou sus-claviculaires.

Les membres inférieurs sont le siège de très nombreuses varices et d'un œdème mou, indolore, remontant à peine aux genoux, plus marqué à gauche qu'à droite.

Il n'y a pas d'amaigrissement appréciable, puisque la malade qui pesait 52 kilogs il y a 3 ans, en pèse aujourd'hui 48,500.

*Examen du sang* : Globules rouges, 3.100.000

Globules blancs, pas d'augmentation de leur nombre. Pas de globules rouges à noyaux.

Deux mois après, le poids a augmenté de 3 kilogs, la malade s'étant bien alimentée. Globules rouges : 3.200.000.

*Mars* (4 mois après) : la malade mange avec appétit. 56 kilogs dans le courant du mois de mars, apparition d'une phlébite à la jambe droite, avec un peu de fièvre, qui dure quelques jours seulement, l'œdème persistant beaucoup plus longtemps.

Ce n'est qu'en mai que la palpation révèle une tumeur abdominale à l'épigastre (12 mois après le début).

Globules rouges. 2.800.000.

Globules blancs, 14.500

*Septembre* : État stationnaire, mais, en plus, anorexie surtout pour la viande, œdème des deux membres inférieurs. En outre, pâleur intense, pas de teinte jaune paille.

Globules rouges, 2.570.300

Globules blancs, 15.800.

Mort, fin novembre, avec anasarque, la malade ayant depuis un mois l'aspect d'une rénale bien plus que d'une néoplasie gastrique.

Dernière numération : 2.300.000

14.500

Jamais de globules rouges à noyau. Jamais d'hématémèse. Vomissements sans caractère dans les derniers mois. Peu fréquents, température toujours subfébrile

Durée totale 17 mois.

*Autopsie* : Tumeur molle, de l'étendue des deux mains, commençant au pylore, dont les parties superficielles se détachent facilement et qui présente l'aspect classique de l'encéphaloïde.

**Obs. X.** — HAYEM. Sur un cas d'anémie symptomatique extrême. *Gaz. des Hôp.* 28 mai 1907.

Vous avez pu voir le malade que je vous présente aujourd'hui au lit 33 de la salle Béhier, où il est couché depuis le 21 janvier 1905.

Il a dû vous frapper par son anémie extrême et vous pouvez remarquer qu'il présente encore une coloration pâle des téguments et des muqueuses qui ressemblerait beaucoup à celle de la chlorose, s'il n'y avait pas, en outre, une sorte de teinte terreuse de presque toute la surface du corps. Malgré l'intensité évidente de l'anémie, il n'y a pas trace d'œdème au niveau des jambes; mais la face est bouffie et l'on trouve un léger empâtement œdémateux à la face postérieure des

cuisses et au fond des bourses. Ce malade ne paraît pas avoir eu d'hémorragies ; il n'a jamais vomi de sang et n'a jamais remarqué de changement dans la couleur de ses évacuations. L'anémie semble être indépendante de pertes sanguines ; elle ne s'accompagne pas d'étourdissements, bien qu'il ait de l'essoufflement au moindre effort.

Le pouls est faible, mais régulier ; au cœur il n'existe de souffle anémique ni à la pointe, ni à la base. Au niveau des jugulaires, on trouve
un frémissement cataire des plus nets. Il n'y a pas de ganglions dans
la région sus et sous-claviculaires. Le ventre n'est pas déformé, le foie
descend à trois travers de doigt au-dessous des fausses côtes, il est
lisse, non bosselé, peut-être plus abaissé qu'hypertrophié, la rate n'est
pas gonflée, l'estomac ne paraît pas dilaté, il n'y a ni vomissements, ni
diarrhée, ni constipation. Les seuls troubles notables, mais importants,
accusés par le patient, consistent en un état dyspeptique avec anorexie
élective pour la viande.

Les urines ne présentent rien de particulier.

La température oscille autour de 37°,5, et le 1er février elle est
montée à 38 degrés.

Ajoutons, pour achever cette rapide description, que le malade se
sent très affaibli, que depuis quelques jours il reste complètement alité
et comme indifférent à ce qui se passe autour de lui.

Voici son histoire : c'est un menuisier âgé de 47 ans, vieilli avant
l'âge, car il en paraît bien soixante. Rien de particulier à signaler dans
ses antécédents héréditaires : son père est encore vivant, sa mère est
morte à 57 ans, hydropique. Il est le dernier d'une famille de douze
enfants, dont neuf sont en bas âge, d'affections diverses.

Jusqu'à l'age de vingt ans il a habité Villeneuve-Saint-Georges et a
toujours eu une bonne santé. Exempté du service militaire pour insuffisance de taille, il vient à Paris à ce moment pour exercer la profession
de menuisier dans laquelle il a débuté à 16 ans. A 37 ans il contracte
une bronchite aiguë qui dure 3 semaines ; depuis il tousse un peu
chaque hiver.

La maladie actuelle paraît remonter au mois de novembre 1902. A
cette époque, sans qu'il ait des troubles dyspeptiques accentuées, il
survient de l'inappétence et du dégoût pour la viande. Bientôt apparaissent de l'amaigrissement et de la faiblesse. La pâleur si frappante
actuellement, ne daterait que d'août 1903. Le malade, quoique peu
vaillant, continue à travailler ; il se nourrit de lait, d'œufs, de légumes
et de vin, et ne s'arrête que tout dernièrement, en décembre 1904, par

suite de l'augmentation de l'anorexie qui devient presque absolue. A cette date, il a trois ou quatre vomissements de matière filante et de bile et quelques poussées diarrhéiques passagères, mais les vomissements ne sont ni rouges, ni noirs et les selles n'offrent pas d'apparence hémorragique.

Depuis que le malade est dans le service, un siphonage de l'estomac fait à jeun, a ramené un peu de liquide visqueux, brunâtre, contenant de la bile et quelques gouttes de sang rouge, mais l'étude de la digestion du repas d'épreuve n'a pas encore été faite.

L'*examen du sang* pratiqué par M. Pater, interne du service, a donné les résultats suivants :

> Globules rouges, 762.600.
> Globules blancs, 4.650.
> Equilibre globulaire :
> Neutrophiles clairs, 57 °/₀.
> Mononucléaires clairs, 19.
> Lymphocytes, 17.
> Eosinophiles, 1.
> Formes de transition, 6.

Pas de myélocytes, mais hématoblastes assez nombreux et quelques globules rouges à noyau.

Un nouvel examen fait hier par M. Bensaude donne les résultats suivants :

> Hématies, 488.250.
> Valeur globulaire un peu inférieure à 1.
> Leucocytes, 8.060.
> Polynucléaires, 80 °/₀.
> Nombreuses formes de transition.
> Pas de myélocytes.
> Quelques hématies nucléées.
> Hématoblastes peu nombreux.
> Réticulum, n° 2.

Le caillot n'est pas rétractile ; depuis 24 heures que la prise du sang a été faite, il n'existe pas encore une goutte de sérum.

Le malade qui a fait l'objet de cette leçon, a encore séjourné dans le service pendant sept semaines, jusqu'au 26 mars.

Pendant tout le mois de février il est resté dans un état sensiblement stationnaire ; il s'est plaint de douleurs gastriques vagues sans localisation précise, et il a eu à plusieurs reprises des poussées de diarrhée qui furent combattues par de l'acide lactique. A partir de la deuxième semaine du mois de mars, il a commencé à se sentir mieux ; les forces sont revenues ; il a pu se lever dans la journée et manger avec plus d'appétit ; son teint s'est coloré et la bouffissure et les œdèmes ont disparu presque complètement. L'examen du sang, fait à diverses reprises (*voir le tableau*), montre le relèvement progressif de la formule hématologique, avec réapparition des hématoblastes et de la rétractilité du caillot.

Vers la fin du mois de mars l'état du malade était tranformé à tel point qu'on aurait pu croire erroné le diagnostic de cancer.

Ce résultat surprenant a été obtenu simplement par le repos absolu et par l'administration du fer associé au régime lacté d'abord et képhirique ensuite.

Le 26 *mars* le malade quitte l'hôpital, mais il continue à fréquenter notre consultation externe. Tout en n'osant pas encore travailler, il sort et déploie une certaine activité, et il digère assez bien à la condition de suivre un certain régime d'ailleurs assez large.

Le 5 *mai*, on constate une amélioration marquée. Il a engraissé de 2 kilogs, son teint est légèrement rosé, les troubles digestifs ont totalement disparu, l'anémie est moindre. Le malade présente, cependant, un peu d'œdème malléolaire quand il reste debout quelque temps.

| DATES | 25 JANVIER 1905 | 17 FÉVRIER 1905 | 26 FÉVRIER 1905 | 2 MARS 1905 | 15 MARS 1905 |
|---|---|---|---|---|---|
| N | 762.600 | 858.700 | 1.105.323 | 978.437 | 1.124.350 |
| R | 1.033.656 | 1.385.191 | 1.385.191 | 1.385.191 | |
| G | 1,35 | 1,45 | 1,25 | 1,28 | 1,19 |
| B | 4.650 | 6.130 | | 8.680 | 8.230 |
| Alt. morph. des hématies | Très marquée | ,Nomb.gl.nains | | | |
| Hématies nuclées .. | 2 p. 300 bl. | | | | |
| Lymphocytes ...... | 17 p. 100 | | | | |
| Mononucléaires .... | 25 p. 100 | | | | |
| Polynucléaires..... | 57 p. 100 | | | | |
| Eosinopliles ....... | 1 p. 100 | | | | |
| Hématoblastes ..... | Rares | Peu abondants | Peu abondants | Peu abondants | Moyenn. abondants |
| Caillot............. | Non rétractile | Non rétractile | Non rétractile | Non rétractile | Légèrem. rétractile |
| Réticulum fibrineux | N° 2 | | | | |
| Observations....... | | | | | |

| DATES | 9 AVRIL 1905 | 17 MAI 1905 | 14 JUIN 1905 | 29 JUIN 1905 |
|---|---|---|---|---|
| N | 1.333.000 | 1.085.000 | 912.000 | 2.480.000 |
| R | 1.523.700 | | | 2.770.250 |
| G | 1,14 | | | 0,8 |
| B | 5.270 | 7.800 | 9.750 | 8.575 |
| Alt. morph. des hématies. | Quelques gl. nains | Nomb gl.géants et nains | Nomb.gl.géants et nains | Assez marqu |
| Hématies nuclées .. | 2 p. 250 bl. | 0 | 1 p. 100 bl. | Nulles |
| Lymphocytes ...... | 6,5 p. 100 | 6 p. 100 | 6 p. 100 | 15 p. 100 |
| Mononucléaires .... | 35 p. 100 | 33 p. 100 | 25 p. 100 | 13 p. 100 |
| Polynucléaires..... | 56,5 p. 100 | 60 p. 100 | 69 p. 100 | 71 p. 100 |
| Eosinophiles...... | 2 p. 100 | 1 p. 100 | 0 | 1 p. 100 |
| Hématoblastes.. .. | Assez abondants | | Assez abondants | Moyenn. nombre |
| Caillot............ .. | Nettement rétractile | Légèrement rétractile | Rétractile | Rétractile partielle |
| Reticulum fibreux.. | | | Pas de réticulum | |
| Observations. ..... | | | | |

| EXAMEN DU SUC GASTRIQUE 8 MAI 1905 | A JEUN | APRÈS 30 MINUTES | APRÈS 60 MINUTES | APRÈS 90 MINUTES |
|---|---|---|---|---|
| A | 0 | 0 | 0 | 0 |
| H | 0 | 0 | 0 | 0 |
| C | 45 | 117 | 54 | 70 |
| H + C | 45 | 117 | 54 | 70 |
| T | 242 | 197 | 211 | 250 |
| F | 197 | 80 | 157 | 180 |
| $\frac{A - H}{C}$ | 0 | 0 | 0 | 0 |
| $\frac{T}{F}$ | 1,22 | 2,46 | 1,34 | 1,38 |
| Peptones | Constatées | Constatées | Constatées | Constatée: |
| Résidu | Incolore | Incolore | Incolore | Incolore |
| Variation de la concentration | 0,00713 | 0,01585 | 0,01913 | 0,01325 |
| Caractères physiques | 20cc de liquide bilieux sans résidus. | 17cc de liquide bilieux mal émulsionné. | 45cc de liquide bilieux mal émulsionné. | 15cc de liquide bi mal émulsionn |

Vers la fin du mois de mai survient une crise de diarrhée qui dure
huit jours, mais l'amélioration se maintient quand même, et lorsque
le malade revient nous voir le 28 juin, sa santé est manifestement meil-
leure qu'elle ne l'a jamais été depuis que nous le suivons. L... a aug-

menté de 3 kilogs en trois semaines; les joues sont colorées et il s
sent plus fort. Il éprouve encore une certaine répugnance pour l
viande, cependant il mange fréquemment des rôtis, du foie de veau
trois à quatre œufs par jour, beaucoup de pâtes et de pain. Il boit deu
litres de lait. Malgré ce régime, il n'a pas de douleurs de l'estomac
pas de nausées, pas de vomissements. Une seule fois dans les dernier
temps il a rendu un peu de bile. L'examen du sang montre égalemer
une grande amélioration.

Vers le commencement de 1906, il s'est senti assez bien pour rem
plir pendant environ six semaines le métier de gardien au Grand
Palais, mais à partir du mois de mai, son état s'aggrave rapidemer
et il vient demander des soins à notre consultation des maladies d
l'estomac. Ne se trouvant pas soulagé, il se décide à entrer de nouvea
à l'hôpital le 6 juin 1906. Il est pâle, amaigri, mais nullement cachec
tique. Il se plaint de douleurs abdominales analogues à celles qu'i
avait déjà accusées autrefois, mais beaucoup plus violentes. Il n'a n
diarrhée, ni constipation. Les selles sont régulières et de coloratior
normale.

La palpation de l'abdomen n'est pas douloureuse, mais elle fait per
cevoir des petites masses dures dont les plus grandes ne semblent pa
excéder le volume d'une mandarine. Ces masses sont surtout nette
dans la région de la fosse iliaque droite. Les ganglions de l'aîne d
même côté sont durs, volumineux, mais nullement douloureux.

La température est normale. On prescrit le repos absolu et des com
presses chaudes sur le ventre, qui soulagent beaucoup le malade.

Le 10 *juin*, le malade rend des selles noires, franchement mélæni
ques. Il se sent cependant mieux qu'à l'ordinaire.

Le 21, il se plaint à la visite d'un malaise général, et le soir il ren
une demi-cuvette de bile et de lait caillé.

Dans la nuit du 21 au 22, il éprouve de violentes douleurs abdomi
nales, et le 22 au matin, son état rappelle, celui d'une péritonite aiguë
sans fièvre et sans hypothermie ; les vomissements sont fréquents
bilieux. Les yeux sont excavés, la face grippée; les douleurs de plu
en plus intenses nécessitent l'emploi répété d'injections de morphine
La mort survient le 23 au matin.

A l'autopsie, faite 24 heures après la mort, on trouve les lésion
d'une péritonite aiguë récente, localisées surtout au niveau du peti
bassin. Il y a un peu de liquide louche dans la cavité péritonéale et le

anses intestinales sont agglutinées par des fausses membranes molles, jaunes verdâtre.

On trouve des noyaux cancéreux sur la face inférieure du diaphragme, sur la face péritonéale de la paroi abdominale, au niveau des deux lobes du foie et du hile de la rate.

Mais les lésions les plus intéressantes, occupent le tractus gastro-intestinal. L'estomac est le siège d'une linite plastique cancéreuse. A l'ouverture de l'organe on remarque que l'épaississement de la paroi n'est pas très notable, il dépasse à peine un demi-centimètre dans les points les plus malades. Il n'y a pas d'ulcération, pas de tumeur proprement dite.

L'intestin grêle présente huit tumeurs occupant surtout le bord mésentérique; la plus élevée siège à 80 centimètres du pylore et la plus basse à 55 centimètres de la valvule iléo-cæcale.

La plupart de ces tumeurs sont petites et constituent un simple épaississement du bord mésentérique, surtout perceptible par la palpation. Les plus volumineuses atteignent la grosseur d'une noisette ou même d'une noix.

La muqueuse est saine au niveau de la plupart des tumeurs, seules les cinquième, sixième et septième sont ulcérées. Les néoplasies ne semblent pas s'être développées aux dépens de la muqueuse intestinale.

Le calibre de l'intestin reste normal, malgré la présence de ces néoplasies, il n'est rétréci qu'au niveau de la huitième tumeur, la plus proche de la valvule iléo-cæcale.

L'examen histologique montre une infiltration néoplasique diffuse des tuniques stomacales et intestinales. Dans l'intestin, le cancer affecte, par places, le type épithéliomateux.

On relève, en outre, une infiltration cancéreuse des couches profondes du rectum et du tissu cellulaire périrectal à environ 10 centimètres au-dessus de l'anus.

**Obs. XI.** — CLERC et GY. *Soc. Méd. Hôp.*, 26 mars 1909.

Pr... Charles, âgé de 44 ans, cuisinier, entre le 5 mai 1908 dans le service de notre maître M. le Pr Brissaud, à l'Hôtel-Dieu, salle Saint-Charles, lit n° 15, pour des douleurs abdominales dont il ne peut préciser le siège.

On ne retrouve dans les antécédents héréditaires de cet homme, aucun fait qui puisse nous intéresser : son père est mort d'une affection chronique, sur laquelle il est impossible d'avoir des détails ; sa mère est encore en vie, bien portante. Un frère est également en bonne santé.

Lui-même n'a jamais été malade jusqu'à ces derniers temps. Autrefois mineur, il a depuis longtemps abandonné son métier, sans avoir présenté aucun signe d'ankylostomiase. Il n'a pas eu la syphilis, mais présente des symptômes d'alcoolisme encore évidents aujourd'hui : pituites anciennes, crampes dans les mollets, épistaxis fréquentes, sommeil léger, troublé par des rêves terrifiants ; tous signes coïncidant avec des excès en spiritueux et en vin : le patient avoue en effet prendre depuis longtemps et chaque jour trois ou quatre apéritifs, de nombreux verres d'eau-de-vie et deux à trois litres de vin blanc.

Néanmoins, la santé de Pr... se maintient pendant plusieurs années, et le début de l'affection qui l'amène à nous consulter, remonte à quatre mois et demi environ.

A cette époque, cet homme éprouva quelques douleurs « abdominales », dont il ne se rappelle plus le siège exact. Ces douleurs survenaient trois heures après chaque repas, particulièrement après le repas du midi et s'accompagnaient souvent de vomissements, ces derniers d'ailleurs inconstants, et ne se montrant jamais le matin.

Les fonctions intestinales étaient dès cette époque, troublées, et la constipation fréquente. Il nous paraît, d'après l'interrogatoire, qu'il n'y eut jamais d'hématémèses, ni de mélæna, mais, point sur lequel Pr... attire l'attention, notre malade n'avait plus son robuste appétit d'autrefois ; pourtant il ne marquait aucune répulsion spéciale pour la viande.

Ces symptômes gastro-intestinaux altérèrent bientôt l'état général, les forces diminuèrent, le teint pâlit, l'amaigrissement s'accentua sans devenir excessif ; tous signes qui engagèrent cet homme à entrer à l'hôpital, le 5 mai 1908.

*Examen.* — Dès que nous sommes en présence de Pr... nous sommes frappés par l'état d'anémie intense dans lequel il se trouve : le visage est d'une blancheur extrême, les lèvres et les conjonctives sont décolorées. Cette pâleur se retrouve sur tous les téguments, en particulier aux extrémités ; les ongles des mains sont translucides. Ajoutons que l'asthénie est très prononcée, et c'est d'une voix faible, et après beaucoup d'efforts, que cet homme peut nous donner des renseignements touchant son état actuel et passé.

Il répond avec lassitude, indifférent à nos questions ; toutefois, il nous entretient de ses troubles digestifs, se plaint de douleurs « dans le ventre », les localisant mal, montrant toutes la partie supérieure de l'abdomen. Ces douleurs sont continuelles, sourdes et fréquemment amènent le rejet des aliments ingérés sans qu'elles se calment après le vomissement. Jamais il n'y aurait eu d'hématémèse ni de mélæna, mais il nous faut faire des réserves sur ce dernier point, car, le lendemain même de notre examen, nous constatons la présence de selles noirâtres caractéristiques. Tels sont, avec la diminution de l'appétit, les troubles digestifs qu'il nous est possible de relever.

La *langue* est légèrement saburrale.

*L'estomac* paraît dilaté, sa grande courbure descend au-dessous de l'ombilic, mais il ne clapote pas ; les mouvements péristaltiques font défaut et il ne semble exister aucun signe de sténose. Ajoutons que la pression ne provoque l'apparition d'aucune douleur et qu'une palpation minutieuse ne nous décèle la présence d'aucune tumeur.

*Les selles* sont quotidiennes et l'épreuve de Weber y révèle souvent la présence d'une faible quantité de sang.

*Le foie* est de volume normal, mais légèrement sensible à la percussion.

*La rate* paraît un peu augmentée dans ses dimensions. Tout l'abdo-men est souple, se laisse facilement explorer, et l'ascite fait défaut.

La recherche de ganglions sus-claviculaires est négative. Les autres appareils sont sains ; *les urines* ne renferment aucune trace de sucre ni d'albumine. *Les poumons* sont normaux.

Seul *le cœur* bat rapidement et cette tachycardie peut s'expliquer par le degré d'anémie auquel cet homme est parvenu ; la pression artérielle est à 11 (sphygmomanomètre Potain). De plus, l'auscultation permet de reconnaître un léger bruit de galop. Songeant à la possibilité d'une anémie symptomatique d'un cancer gastrique, nous avons à plusieurs reprises essayé d'administrer à Pr... un repas d'épreuve, mais il s'y est toujours opposé.

*Traitement.* — Injections quotidiennes de cacodylate de soude, deuxième degré d'alimentation.

Le 10 *mars.* — Les douleurs abdominales persistent ; l'examen local ne révèle aucun fait nouveau ; l'état général est le même, l'asthénie et l'indifférence sont des plus prononcées.

> Globules rouges, 900.000.
> —    blancs, 30.000.

Les urines recueillies s'élèvent à 1.725 centimètres cubes et contiennent 12 gr. 17 d'urée par litre soit 21 gr. 013 par 24 heures.

Pendant trois semaines, aucun phénomène digne d'être relaté ne se montre ; sous l'influence de la médication cacodylée, l'état demeure stationnaire ; l'asthénie est toujours fort marquée, mais les vomissements ont disparu, et l'appétit reste relativement conservé.

Le 27 *mai*, un nouvel examen du sang a donné :

Globules rouges, 902.000.

— blancs, 10.000.

Les urines ne renferment toujours aucune trace d'albumine ; par contre, elles sont riches en indican. Le 12 juin, elles s'élèvent à 1.900 centimètres cubes et contiennent 16 gr. 60 d'urée par litre, soit 29 gr. 56 par 24 heures. Le 12 juin, les malléoles sont œdématiées, et le lendemain l'infiltration a gagné la racine des membres inférieurs ainsi que les bourses ; le 15 juin, la paroi abdominale semble elle-même quelque peu intéressée par l'œdème, mais l'exploration du ventre est toutefois moins gênée par cet œdème que par le météorisme, qui est fort prononcé. Cet état persiste jusqu'à la mort. Durant ce laps de temps, les forces déclinent lentement ; l'asthénie est de plus en plus marquée ; l'apathie est extrême et c'est à peine si l'on peut arracher au malade une réponse aux questions qui lui sont posées. La langue devient sèche et se fendille. L'appétit n'est, toutefois, pas complètement perdu et ses amis, lors de la visite, lui apportent quelques friandises qu'il ingère sans qu'il en résulte quelque incident fâcheux. Le ventre demeure météorisé et les bourses ainsi que les membres inférieurs, sont toujours œdématiés. Les selles soumises quotidiennement aux réactions de Weber et de Meyer (phénolphtaléine réduite) renferment constamment du sang en petite quantité.

Le 26 *juin*, une nouvelle prise de sang donne les résultats suivants :

Globules rouges, 915.000.

— blancs, 10.000.

Polynucléaires neutrophiles, 85,3.

Lymphocytes, 11 %.

Grands mononucléaires, 4.

Eosinophiles, 0,7.

Légères déformations des érythrocytes ; polychromatophilie. Pas d'hématies nucléées.

Le 8 *juillet* on procède à un examen complet des urines.

Volume : 1.790 c. c.

Densité : 1.010.

Réaction : acide.

Couleur : jaune clair.

Albumine : traces indosables.

Sucre : néant.

Urée : 11 gr., 35 par litre ; 20 gr., 31 en 24 heures.

Chlorures : 6 gr., 435 par litre ; 11 gr., 52 en 24 heures.

Phosphates en (P O) : 1 gr. 19 par litre, 2 gr. 13 par 24 heures.

Le 9 *juillet*. — La piqûre du doigt donne issue à un sang extrêmement pâle, à peine rosé. L'examen quantitatif et qualitatif donne les résultats suivants :

Globules blancs, 6.000.

Globules rouges, 650.000.

Hémoglobine (Sahli), 7 %.

Valeur globulaire, 0,48.

Polyneutrophiles, 85,1.

Lymphocytes, 10.

Grands mononucléaires, 4.

Eosinophiles, 0,4.

Myélocytes neutrophiles, 0,5.

Poïkilocytose et anisocytose légères. Il existe quelques hématies polychromatophiles. On compte, pour 100 leucocytes, 0,4 hématies nucléées du type normoblastique.

L'état général continue à s'aggraver. L'asthénie est extrême. Inerte dans son lit, le malade ne prend pas la peine de se mouvoir et garde la même attitude pendant des heures entières ; sa voix est indistincte, son regard est fixe ; ses lèvres sont décolorées ; la face ainsi que les téguments ont pris un aspect de vieille cire ; la respiration est faible ; les battements du cœur sont à peine marqués : le pouls est petit, difficilement perceptible, et c'est dans cet état que Pr... s'éteint, le 11 juillet, à 9 heures du matin.

*Autopsie*. — L'autopsie est pratiquée 25 heures après la mort ; elle donne lieu aux constatations suivantes :

*Les poumons* sont sains.

*La plèvre gauche* renferme une faible quantité de liquide citrin.

*Le cœur* (350 grammes), complètement décoloré, n'offre aucune altération valvulaire ; *l'aorte* est saine sur toute son étendue.

*L'estomac* présente une volumineuse tumeur marronnée demi-molle occupant la face antérieure et empiétant sur toute la petite courbure vers le cardia et intéressant le pylore. Le néoplasme a envahi le corps et la queue du pancréas ; seule, la tête de cet organe paraît macroscopiquement intacte. Dans son ensemble, le cancer a ainsi fusionné en une masse unique, une grande partie de l'estomac, de la glande, et tous les ganglions sus et rétro-pyloriques, ainsi que les ganglions de la région cardiaque. Ainsi pourrait s'expliquer, par une compression de la veine cave inférieure, l'œdème des membres inférieurs et des bourses constaté pendant la vie, et la faible quantité de liquide ascitique rencontrée au cours de l'autopsie.

La néoplasie ne s'est pas généralisée ainsi qu'en fait foi l'examen de l'intestin, des ganglions du mésentère, du petit bassin, du médiastin et de la région sus-claviculaire.

*L'intestin* est le siège de quelques suffusions sanguines sans caractère spécial dans la portion terminale de l'iléon.

*La capsule du foie* (2.000 gr.) est épaissie. A la coupe, l'organe apparaît pâle, graisseuse, sans noyaux secondaires.

*La rate* (200 gr.) n'est pas diffluente, elle est même un peu résistante à la coupe.

*Les reins* (R. D. 180 gr., R. G. 150 gr.) sont décolorés, mais se décortiquent aisément, et leur section ne montre aucune modification apparente dans leur structure.

On prélève une portion de la moelle fémorale qui est rouge, diffluente et semble en réaction.

Ajoutons enfin que les muscles ont leur coloration normale.

Des fragments d'organes ont été prélevés, puis fixés dans le formol et le Boïn. La rate et la moelle osseuse ont été examinées sur coupes et sur frottis, fixées au réactif de Dominici et à l'acide chromique, puis colorées à l'hémateine-éosine, au bleu de méthylène-éosine, au bleu de Unna et au triacide d'Ehrlich.

*Estomac* : La tumeur examinée au microscope revêt l'aspect d'un épithélioma polymorphe à type carcinomateux ayant envahi toutes les tuniques de l'estomac, la séreuse excepté.

Dans la plus grande partie de la tumeur, les travées cellulaires ont subi la dégénérescence colloïde, formant des vacuoles secondaires pleines de cellules gonflées et dégénérées.

Les autres parties ont malheureusement subi des altérations cadavériques, et leurs lésions fines nous échappent. Il semble cependant qu'il existe un épaississement de la sous-muqueuse et de la sclérose péri-glandulaire.

*Rate* : La capsule fibreuse est notablement épaissie.

De plus, il existe une fine sclérose pulpaire, les sinus apparaissant comme sculptés dans le tissu avoisinant. Les artères centrales des corpuscules de Malpighi ont des parois fortement épaissies ; les corpuscules eux-mêmes sont atrophiés et dissociés par de fines fibrilles conjonctives. Il n'y a pas trace de pigment, ni de réaction macrophagique.

Il existe par place des amas de globules rouges sans qu'on puisse parler d'hémorragie véritable.

*Sur frottis*, on ne rencontre que des mononucléaires non granuleux et des globules rouges. A peine si de loin en loin, apparaît une émacie nucléée ou un myélocyte qui viennent, à notre avis, du sang circulant.

*La moelle osseuse fémorale*, sur coupes, est formée d'un tissu compact dans lequel on trouve de loin en loin une auréole graisseuse. Il n'y a pas d'infiltration pigmentaire ; le tissu médullaire est très légèrement sclérosé, mais la prolifération cellulaire est très abondante et porte plus encore sur les grands mononucléaires et les lymphocytes, que sur les éléments de la série rouge.

La numération faite sur frottis donne les résultats suivants :

Poly-neutrophiles, 2
Myélocytes neutrophiles, 49,5
Myélocytes éosinophiles, 2,5
Myélocytes basophiles non granuleux, 4
Lymphocytes, 36,5
Normoblastes, 11,5
Mégaloblastes, 4

Un quart des éléments rouges nucléés présente des figures de kariokinèse.

Il existe sur les frottis un certain nombre d'hématies analogues à celles du sang circulant.

*Ganglions lymphatiques* : Il n'existe ni réaction myéloïde, ni pigmentation, ni métastase cancéreuse.

*Foie* : Le foie présente un très léger degré de sclérose marqué par de la périhépatite et par l'épaississement des espaces portes.

Bien qu'une fixation imparfaite rende difficile l'appréciation de fines lésions cellulaires, nous pouvons affirmer qu'il n'existe ni stéatose, ni

infiltration pigmentaire. Par place, les capillaires sanguins sont légèrement distendus sans qu'il existe de foyers de congestion ou d'hémorragies véritables; aucune trace de noyaux secondaires.

*Pancréas*: Le pancréas apparaît comme manifestement scléreux. Par
places même, les cellules apparaissent presque dissociées. Les îlots de
Langerhans apparaissent nettement augmentés de volume et de nombre. Par places, on retrouve dans les bandes de tissus fibreux quelques
amas de cellules embryonnaires.

*Reins* : Comme le foie, les reins ont été fixés d'une manière défectueuse ; mais il n'existe ni sclérose, ni lésions glomérulaires. Les cellules des tubes contournés semblent par places abrasées et desqua-
mées.

# CHAPITRE III

# CANCER DE L'ESTOMAC AVEC ANÉMIE GRAVE COMPLIQUÉ DE MÉTASTASES CANCÉREUSES DANS LA MOELLE DES OS.

## § I. — Etudclinique.

Dans les pages qui vont suivre nous allons étudier une complication rare du cancer de l'estomac, la propagation du néoplasme du système osseux et à la moelle en particulier.

Si au point de vue anatomo-pathologique cette forme se complique de lésions graves (dont nous n'avons pas vu trace dans les cas précédents) portant non seulement sur les os, la moelle et les organes hématopoïétiques, mais encore sur le sang, au point de vue clinique, lé tableau ne diffère pas considérablement de la forme que nous venons d'étudier.

Si nous éliminons les cas où il s'agit d'un cancer primitif de la moelle, nous voyons que la métastase cancéreuse dans la moelle osseuse est un fait qui n'a pas été souvent signalé.

Elle a cependant été vue au cours de cancers de siège variable : cancers du sein (Epstein, Houston, Hirshfeld), de la prostate (Braun), de l'utérus (Hirshfeld), des voies biliaires (Kurpjuweit). Rotky, Arneth, Kast, Nothnagel, Ehrlich (cités par Epstein), ont vu des exemples analogues. Mais le cancer de l'estomac est, de beaucoup, l'origine la plus fréquente de la métastase osseuse. Sur un chiffre total de dix-neuf observations nous voyons que dix appartiennent au cancer de l'estomac.

Cliniquement, les malades se présentent le plus souvent avec un minimum de signes gastriques. Cinq fois même, on a vu l'affection évoluer sous la forme anémique pure, le malade n'ayant eu aucun trouble gastrique, qui pût faire croire à l'origine stomacale de son anémie. D'autres au contraire, ont présenté des vomissements alimentaires ou des hématémèses.

Signalons le cas rapporté par Wolfler, où le malade âgé de 37 ans, avait été opéré un an auparavant d'un cancer du pylore. A la suite de l'opération, il était survenu une amélioration durable, puis au bout de plusieurs mois réapparurent des signes gastriques, inappétence, vomissements, et l'anémie grave à laquelle il a succombé.

Tous ces malades étaient atteints d'une anémie profonde, les mettant dans un état de faiblesse extrême, rappelant beaucoup le tableau que nous avons fait de la forme anémique.

Seuls, deux symptômes pouvaient attirer l'attention du clinicien, et lui faire soupçonner la localisation osseuse et l'altération grave des organes hématopoïétiques. C'étaient avec une augmentation de volume de la rate notée parfois, et due à son hypertrophie compensatrice, l'existence d'hémorrhagies et surtout de douleurs osseuses.

Ces hémorrhagies quoique signalées seulement dans deux cas étaient importantes ; hémorrhagies rétiniennes, gingivales (Frese) et hémorrhagies cutanées, qui dans le cas de Kurpjuweit reparurent à plusieurs reprises.

Les douleurs osseuses permirent parfois de porter le diagnostic de complication médullaire. Ces douleurs ont un siège variable : dans les côtes, le sternum, plus souvent encore dans les membres inférieurs, les jambes en particulier. Nous les avons vues signalées dans la majorité des observations. D'autres fois, le malade se plaint de douleurs au

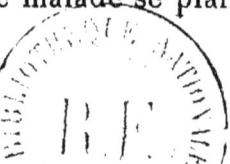

niveau de la colonne lombaire (qui ont donné le change et ont pu faire croire à un mal de Pott), et irradient dans le bassin et les membres inférieurs.

Ces douleurs sont spontanées, parfois violentes, exaspérées par la pression de niveau du point douloureux.

Dans deux cas les mouvements de la hanche étaient douloureux et limités. Dans l'un, ces troubles relevaient de la métastase cancéreuse au niveau des os du bassin, dans l'autre, ils coïncidaient avec une exagération des réflexes, la présence du signe de Babinski du côté droit, des douleurs prenant naissance dans la colonne vertébrale et irradiant dans les jambes, le tout vraisemblablement dû à une lésion médullaire par atteinte des corps vertébraux lombaires.

L'évolution paraît ici plutôt rapide. Laissant de côté le malade de Wolfler qui a fait une récidive au bout d'un an, nous voyons comme durée maxima de l'affection, neuf mois et demi, les cas les plus rapides ayant évolué en trois mois et même deux mois. (Frese.)

En général, quand les douleurs osseuses apparaissent, la maladie évolue depuis plusieurs mois, mais le malade vit encore pendant un laps de temps qui varie de sept mois à deux et même un et demi.

Quant à la mort, elle survient le plus souvent par progrès de la cachexie et aggravation de l'état de faiblesse.

On a signalé une fois une hématémèse terminale.

### § 2. — Hématologie.

Si, dans cette forme, la formule sanguine ne diffère pas beaucoup de la précédente par le nombre des globules rouges, et celui des globules blancs, toutefois au point de vue qualitatif, on rencontre ici soit des altérations que nous avons déjà vues, mais dont la fréquence est augmentée, soit

des formes hématologiques nouvelles dues à la présence
d'éléments anormaux dans le sang.

*Globules rouges.* — Mettons à part l'observation ˙de
Kurpjuweit (Obs. XIV), qui cite un malade dont l'anémie était peu grave, puisque ses globules rouges atteignaient
4.320.000; nous n'avons cité cette observation que parce
qu'elle est intéressante comme exemple de métastases cancéreuse. Du reste, les lésions sanguines qu'elle présente
sont comparables à celles des autres malades et montrent
bien l'action de la lésion médullaire dans l'altération de la
formule sanguine. Cette altération ne pouvait être expliquée
par la diminution infime du nombre des globules rouges et
même par l'abaissement de la teneur en hémoglobine (60 %).

En moyenne les chiffres se maintiennent entre un et deux
millions ; sur dix cas, quatre fois ils étaient au-dessous de un
million (681.000 dans un cas de Frese).

La quantité d'hémoglobine varie de 15 % à 60 %.

L'étude de la valeur globulaire est très intéressante : si
parfois elle est à 0,50, elle monte souvent beaucoup plus haut,
et dépasse l'unité dans cinq cas, jusqu'à dépasser deux dans
le cas de Parmentier et Chabrol. Notons cette valeur élevée
que nous n'avons pas vue souvent dans les formes anémiques,
et qui ici se montre avec une bien plus grande fréquence.

Les hématies sont, en général, très déformées (poïkilocytose, anisocytose).

L'anisocytose est plus fréquente que dans les cas de
forme anémique et correspond surtout à ceux dans lesquels
on rencontrait des hématies nucléées nombreuses et des
myélocytes.

Les mégalocytes ont été rencontrés cinq fois en assez
grand nombre.

La polychromatophilie a été observée par Parmentier et

Chabrol : elle n'a pas été recherchée dans les autres cas.

Les hématies nucléées sont pour ainsi dire constantes. Le pourcentage n'a pas toujours été fait : elles varient dans les cas où cet examen a été pratiqué, de 1 °/₀ éléments nucléés à 3 °/₀, 10 °/° et même 44 °/₀.

Dans le cas de Wolfler, elles étaient aussi nombreuses que les globules blancs (25.900 par mm³), ce qui est un chiffre considérable.

Les unes ont un noyau normal ; d'autres présentent des modifications plus ou moins marquées.

Dans un tiers des cas environ, nous trouvons des figures d'expulsion ou des noyaux en état de division directe, en karyokinèse ou en caryolyse.

Les normoblastes sont d'ordinaire en majorité ; quant aux mégaloblastes, ils ont été vus très fréquemment et atteignaient parfois la moitié du nombre des normoblastes, ou même les égalaient.

*Globules blancs.* — Le nombre des globules blancs était normal dans trois cas ; une fois (Obs. XVII) il est tombé à 3.500 ; dans les autres cas, on a constaté de la leucocytose (10 à 20.000). Elle semble par conséquent assez fréquente.

Mais ici à l'inverse des formes anémiques simples, le chiffre des polynucléaires a dépassé trois fois seulement le taux normal. Ils sont tombés une fois à 42,5 °/₀ et même 39 °/₀. Dans les autres observations ils se maintenaient dans les limites habituelles.

La polynucléose est donc moins fréquente dans cette forme, cette diminution des polynucléaires étant due à une plus grande abondance des formes anormales ou des formes rares.

En effet, les mononucléaires sont presque aussi souvent à un taux très bas (3 °/₀, Frese). Une seule fois ils paraissaient augmentés.

Les lymphocytes varient beaucoup suivant les différentes

numérations de 6 %, à 47 % (Obs. XVI), mais il faut savoir que tous les auteurs ne s'accordent pas sur la signification à accorder au mot lymphocyte, et que plusieurs rangent sous cette appellation des formes que d'autres nomment mononucléaires moyens. Quant aux formes intermédiaires, signalées fréquemment, leur proportion n'a pas dépassé 3%.

Les éosinophiles oscillent de 0,5 %, taux normal, à 4 %.

Jusqu'à présent, les modifications qualitatives que nous avons observées ne présenteraient rien d'anormal, s'il ne s'y joignaient des altérations graves des globules rouges, l'apparition, en proportion assez considérable, d'éléments anormaux qui expliquent la diminution relative que nous avons constatée dans les monos et surtout les polynucléaires.

Les myélocytes ont été vus dans presque tous les cas, mais dans des proportions variables de 0,7 % à 11 %. Sept fois on en a compté 4 % et plus. Une seule fois on a noté leur absence. C'étaient le plus souvent des myélocytes neutrophiles ou éosinophiles.

Une fois seulement on a signalé la présence de cellules de Turk et deux fois de présence de myéloblastes. (Noegeli, Wolfler.)

Chez leur malade, Parmentier et Chabrol ont vu des hératies nucléées dont le protoplasme se colorait en orangé ; « leur noyau, petit, excentrique, en pycnose, tend à être expulsé et cet aspect rappelle celui du métrocyte de Engel ».

Ils rapprochent du myélocyte, certains éléments mononucléés, dont les granulations sont discutables, à noyau pâle, à protoplasma clair, qui les fait ressembler à ce qu'Aubertin a appelé « grand lymphocyte », que certains auteurs considèrent comme ayant une origine médullaire.

Kurpjuweit a signalé parmi les petits et les gros lymphocytes, des éléments à protaplasma et noyau pâles contenant des granulations bleues, d'autres à protoplasma et noyau

fortement colorés. D'autres lymphocytes à protoplasma se
colorant très peu en rose ont des noyaux en forme de trèfle :
ils ressemblent à des myélocytes dont les granulations
auraient disparu.

### § 3. — Anatomie pathologique.

Les lésions que nous avons signalées tout à l'heure pour
les formes anémiques au sujet des lésions stomacales
et des lésions d'ordre général sont ici, encore vraies.

*Foie.* — Il est parfois augmenté de volume, d'une coloration brun-clair, présentant dans certains cas un aspect analogue au foie des leucémiques avec des taches gris-blan-
châtre dues à des amas leucocytaires.

Histologiquement, on a signalé la dégénérescence graisseuse. Les espaces portes sont parfois le siège de nodules
inflammatoires; les cellules hépatiques sont généralement
peu atteintes, mais on note fréquemment leur infiltration
par du pigment ferrique, signe d'hémolyse intense.

Sur coupe ou sur frottis, on voit des globules rouges, des
polynucléaires et Kurpjuweit a signalé en outre de gros lymphocytes, des éosinophiles, des myélocytes neutrophiles et
éosinophiles, des globules rouges nucléés très nombreux,
avec noyau en forme de trèfle, en rosette, parfois double.

*Rate.* — Elle est souvent augmentée de volume. Parfois
cette hypertrophie est énorme 460 gr., 600 gr., ce qui peut
donner le change et faire croire à une anémie d'origine splénique. Elle paraît rouge sombre à la coupe. Le tissu splénique, de consistance variable, est ou augmenté de volume
par prolifération du tissu conjonctif ou bien au contraire très
ramolli.

Les follicules sont plus nets que dans les cas que nous
avons étudiés plus haut, mais leurs limites sont cependant moins tranchées que normalement.

Les lésions sont surtout remarquables par l'existence
d'une réaction myéloïde plus ou moins intense suivant les
cas. Mais cette étude n'a été faite complètement que dans
les cas de Kurpjuweit, de Frese, de Parmentier et Chabrol.
Si, sur coupe, les follicules ne présentent à côté des lymphocytes normaux et des mononucléaires que quelques myélocytes il semble que ce soit surtout au niveau de la pulpe que
l'on trouve le maximum de cette réaction. On rencontre
alors, si l'on fait un frottis sur lame, à côté de globules
rouges normaux, de très nombreux globules rouges nucléés
de la variété normoblastique, quelques mégaloblastes, des
polynucléaires, des éosinophiles, quelques myélocytes éosinophiles, mais surtout des myélocytes neutrophiles qui semblent être les plus nombreux parmi ces éléments anormaux
de la pulpe splénique.

En outre Kurpjuweit a signalé des cellules éosinophiles à
noyaux volumineux, non pycnotique, se colorant en bleu, des
cellules de forme arrondie ou irrégulière à noyau ovale, bleu
foncé et protoplasma bleu pâle, qu'il considère comme des
cellules cancéreuses; d'autres enfin volumineuses contenant
deux noyaux peu évidents et sans forme nette.

Parmentier et Chabrol ont remarqué des éléments à noyau
clair, régulier, à protoplasma pâle, sans granulations.

On n'a pas signalé la présence de mégacaryocytes.

Les lésions de sidérose, faibles dans certains cas, ont au
contraire été très marquées dans d'autres. (Luzzato, Frese,
Kurpjuweit.)

*Ganglions.* — Leurs modifications n'ont été signalées que
trois fois. Dans un cas de Kurpjuweit, ils contenaient des globules rouges et des myélocytes neutrophiles; mais, dans un
autre cas, ils contenaient les mêmes éléments que la rate.

Enfin dans un troisième cas, où la réaction myéloïde était

douteuse, ils contenaient de gros mononucléaires à protoplasma clair, et quelques rares polynucléaires neutrophiles.
(Parmentier et Chabrol). Dans aucun cas, ils ne contenaient
de surcharge pigmentaire.

*Moelle osseuse*. — Dans les neuf observations où elle a été
étudiée, elle présentait des lésions intenses.

Macroscopiquement, les auteurs ont signalé en premier
lieu la transformation de la moelle jaune en moelle rouge. En
outre des lésions macroscopiques plus graves existaient : la
présence de foyers métastatiques au niveau des os et de la
moelle. Ces métastases osseuses sont parfois multiples :
Frese, Regnault en ont cité des cas. Un fait analogue a été
publié par Schleip :

C'était un homme de 33 ans, qui après un effort, éprouva
une douleur dans le côté gauche, puis, un mois après, dans
le côté droit, et pâlit bientôt rapidement. A l'examen on
constata une chaîne ganglionnaire dans la région cervicale
droite et un épanchement pleural ; les liquides pleural et
céphalo-rachidien contenaient de grandes cellules épithé-
lioïdes ; le sternum était douloureux à la pression. Le malade
mourut après dix semaines d'anémie progressive.

A l'autopsie on trouve un cancer latent de l'estomac, de
nombreux métastases dans les os (crâne, côtes, colonne vertébrale, bassin).

*Examen du sang* la veille de la mort :

·   Hémoglobine, 40 °/₀.

Globules rouges, 1.084.000.

G., 1.8.

Globules blancs, 16,400.

Globules rouges à noyau, surtout des mégaloblastes
    (19 °/₀ éléments nucléés).

Polynucléaires neutrophiles, 82 °/₀.

Lymphocytes, 8,2.

Intermédiaires, 2,9.

Eosinophiles, 1,2.

Myécocytes neutrophiles, 0,7.

Formes cellulaires.

(Cellules néoplasiques ?), 4,9.

Des métastases aussi nombreuses ont été signalés dans un cas de Frese (Obs. XIII) où le cancer avait envahi secondairement le bassin, les vertèbres, les côtes, le rocher ;

Dans un autre cas (Obs. XII), il a constaté une généralisation au niveau du sternum. Kurpjuweit a signalé l'envahisse ment de la colonne vertébrale par des noyaux cancéreux.

Il s'agit alors de foyers néoplasiques inflammatoires les uns opaques et durs, les autres hémorrhagiques et mous amenant une sorte de nécrose osseuse.

Frese a vu sur l'os iliaque, des productions ostéophytiques, au-dessous desquelles on découvre la moelle osseuse rouge contenant des îlots néoplasiques blanchâtres. Dans d'autres cas, c'est une tumeur dont la cavité remplie de liquide hémorrhagique laisse voir, dans le fond, des lésions analogues. Partout, ces îlots néoplasiques jaunâtres tranchent sur la coloration rouge de la moelle.

Le malade de Frese avait même un foyer métastatique dans son rocher, ce qui avait amené de la surdité peu de temps avant sa mort.

Mais les lésions osseuses ne sont pas toujours constatées et l'examen révèle seulement les nodules jaunâtres médullaires dout la nature est reconnue au microscope.

La moelle, en dehors de ces nodules cancéreux, souvent très discrets, subit la transformation rouge, mais cette modification n'occupe pas toujours toute son étendue, une partie restant à l'état de moelle grise.

Au microscope, sur coupe et sur frottis, la moelle apparaît en pleine activité régénératrice.

La graisse a le plus souvent disparu : on voit des globules rouges à noyau, normoblastes et mégaloblastes très abondants, ces derniers en karyokinèse, mais non toujours ; beaucoup de myélocytes neutrophiles, des myélocytes éosinophiles, des mononucléaires, des mastzellen (rares) et des formes anormales. Parmi ces dernières Kurpjuweit a signalé des éléments avec noyau coloré en bleu, de forme arrondie entouré d'une mince zone de protoplasma et une cellule spéciale en karyokinèse à deux rangs de noyaux, quelques cellules géantes et les cellules déjà signalées dans la rate et les ganglions qu'il considère comme des cellules cancéreuses.

Parmentier et Chabrol (Obs. XVII) ont trouvé des amas cellulaires disposés en boyaux et en placards plus ou moins réguliers composés de cellules polyédriques, étroitement unies, très volumineuses, à noyau clair nettement perceptible, parcouru de filaments chromatiniens grêles, irréguliers. Quelques éléments sont en karyokinèes. Le protoplasma n'est point granuleux, peu dense ; en plusieurs points il est creusé de vacuoles. Ces éléments sont entourés par les éléments médullaires que nous avons signalés ; ce sont des cellules néoplasiques qui ressemblent en tous points à celles qu'ils ont trouvées dans la paroi de l'estomac.

La présence de pigment ferrique est en général peu marquée.

---

## OBSERVATIONS

**Obs. XII** (résumée). — Otto FRESE, *Deut. Arch. für klin. Med. 1900*
p. 387.

W. T... 28 ans, femme de chambre
Depuis 9 mois, elle souffre de douleurs stomacales avec irradiations dans le dos ; elle a vomi fréquemment, mais n'a jamais eu d'hématémèse.

Depuis huit semaines, elle éprouve des douleurs dans le haut des cuisses et de la faiblesse des membres inférieurs. Elle a pâli et maigri.

Examinée à son entrée, il y a quatre semaines, on trouve une tumeur épigastrique; l'estomac est dilaté. Après repas d'épreuve : HCl abondant, pas d'acide lactique. On pose le diagnostic d'ulcus. Elle est opérée, et on trouve un néoplasme pylorique gros comme une petite noix avec de nombreux ganglions envahis.

On la passe en médecine. Les douleurs stomacales ont cessé, mais la pâleur et la faiblesse générale persistent et s'aggravent; elle est très amaigrie et présente un peu d'anasarque. Les douleurs dans les cuisses n'ont pas diminué; de nouvelles douleurs se localisent au niveau du sternum. Au cœur, souffle systolique.

Le suc gastrique ne contient plus d'HCl.

*Examen du sang* : Hémoglobine, 20 °/₀.

     Globules rouges, 900.000.

     Globules blancs, 9.220

     G., 1,11.

     Polynucléaires, 64,5.

     Mononucléaires, 11.

     Lymphocytes, 15.

     Eosinophiles, 1.

     Myélocites, 8.

     Mastzellen, 0,5.

     Les globules rouges sont modifiés : anisocytose, poïkilocytose. Il y a des mégaloblastes.

La malade a un peu de température, son anémie progresse encore. Elle meurt 12 jours après son entrée dans le service de médecine.

La veille de la mort, nouvel examen de sang :

     Hémoglobine, 12 °/₀.

     Globules rouges, 681.000.

     Globules blancs, 10.150.

     G., 0,88.

L'examen du sang donne à peu près les mêmes résultats que précédemment.

*Autopsie* (résumée) : Carcinome pylorique avec dilatation de l'estomac. Métastases dans les ganglions rétropéritonéaux et gastriques.

Infiltration cancéreuse des vaisseaux lymphatiques sous pleuraux.

Métastases dans le foie, dans les os (sternum, vertèbres, côtes, os iliaque droit), avec néoformation osseuse évidente.

Sur le sternum, on voit une grosse masse molle, le manubrium paraît sclérosé et sous le périoste se voient des points rougeâtres.

Les vertèbres lombaires et en particulier la troisième, sont envahies par des masses néoplasiques et des foyers inflammatoires en partie opaques et fermes, en partie hémorrhagiques et mous; une des vertèbres est transformée partiellement en caverne.

Une section des côtes montre que la néoplasie consiste à leur niveau en du tissu osseux néoformé.

Le fémur droit est le siège de nombreuses métastases au milieu desquelles se trouve de la moelle rouge.

La rate est augmentée de volume : ses dimensions sont : 16 cm., 9,5 cm., 4,5 cm. Elle est de consistance solide. La pulpe est rouge foncé, avec des follicules se détachant nettement, la surface de section est humide. Malgré son hypertrophie, elle ne dépassait pas le bord inférieur des fausses côtes.

Tous les organes sont extrêmement anémiés.

**Obs. XIII** (résumée). — Otto Frese. *Deut. Arch. für klin Med.*, 1900, p. 387.

A. K..., 26 ans. N'a jamais été malade avant l'affection actuelle. Depuis un mois, il souffre de son estomac, et se plaint d'une sensation de pesanteur après les repas; quelques éructations, pas de vomissements.

Depuis deux semaines, il ressent de violentes douleurs dans les jambes et les reins. Amaigrissement considérable.

Examen le 16 avril 1898. Amaigrissement, pâleur. Rien à l'abdomen, pas de tumeur épigastrique. Le foie et la rate paraissent normaux. Traces d'albumine dans les urines avec dans le sédiment quelques globules rouges et des cellules d'épithélium rénal.

Les os du bassin et de la jambe et la troisième côte gauche sont douloureux spontanément et à la pression; mais les mouvements des articulations sont libres, sauf ceux des hanches qui sont douloureux. Le malade marche avec la plus grande difficulté, ses pieds quittent à peine le sol.

*Examen du sang* : Hémoglobine, 45 °/₀.

Globules rouges, 2.400.000.

Globules blancs, 8.740.

G. = 0,93.

Pendant son séjour à l'hôpital, le malade eut de la température, qui monta jusqu'à 39 et 40, le soir.

Le pouls battait entre 120 et 150.

L'albuminurie cesse après 15 jours. Les douleurs s'étendent aux côtes et aux os de l'épaule.

Bientôt après on sent une tumeur au niveau du pylore ; mais il n'existe pas de syndrome pylorique. Après repas d'épreuve, il n'y a ni HCl, ni acide lactique dans le contenu stomacal.

La pâleur augmente rapidement, ainsi que la perte des forces ; le malade a en outre des hémorragies rétiniennes et gingivales répétées. Dans les derniers jours, surdité bilatérale.

*Examen du sang*, deux jours avant la mort (trois semaines après le premier examen).

Hémoglobine, 13 %.

Globules rouges, 800.000.

Globules blancs, 20.000.

G., 0, 81.

Polynucléose avec nombreux normoblastes, alors que le premier examen ne dénotait ni modification de l'équilibre leucocytaire, ni présence de globules blancs ou rouges anormaux.

Mort cinq semaines après son entrée à l'hôpital, neuf semaines après le début de la maladie.

*Autopsie.* — *Résumé* : Anémie considérable de tous les organes. Nombreuses petites hémorragies pleurales et péricardiques ; à la face interne de la dure-mère extravasations sanguines superficielles. Le muscle cardiaque est manifestement moucheté. La région pylorique de l'estomac ectasiée est envahie par un carcinome dur ; le pylore est à peine pénétrable au petit doigt. La tumeur appartient à la sous-muqueuse laissant la muqueuse intacte, sauf en divers points gros comme des petits pois, où elle est ulcérée. Les ganglions épigastriques, rétropéritonéaux, mésentériques et médiastinaux étaient envahis. Extension, même marquée, du néoplasme aux voies lymphatiques pulmonaires. Tous les os examinés étaient remplis de noyaux secondaires, mais la moelle, partout où elle était épargnée, avait subi la transformation lymphoïde. La rate n'est pas hypertrophiée.

*Protocole détaillé du* D^r ASKANAZY. — Cadavre amaigri, téguments pâles, pas d'anasarque. Masses musculaires faiblement développées, rouge foncé, sèches, transparentes. La grande courbure de *l'estomac* atteint l'ombilic. La région pylorique est entourée par une tumeur dure sur laquelle la séreuse est lisse avec seulement trois petits noyaux de la grosseur d'une tête d'épingle. Au-dessus du pylore, sur la petite courbure, on sent une tumeur plus étendue, dure, qui, par derrière, ne se laisse pas nettement isoler de la paroi stomacale. Dans le ligament gastro-colique, plusieurs ganglions hypertrophiés et durs, de la grosseur de noisettes. Le côlon transverse, assez ratatiné, s'étend à un travers de main au-dessus de la symphyse.

Le *foie* ne dépasse le rebord costal que de très peu, à environ trois travers de doigts du sternum. Situation du diaphragme : quatrième espace à droite, cinquième côte à gauche.

Dans la *plèvre gauche*, 150 centimètres cubes d'une sérosité citrine légèrement rosée ; dans la *plèvre droite*, à peu près la même quantité de liquide analogue. Légère atélectasie des deux poumons. Le cœur est libre du côté de sa pointe. Dans le péricarde, à droite et à gauche, de nombreuses petites ecchymoses. Le sang des cavités cardiaques est très fluide, aqueux. Ventricule droit dilaté ; le gauche un peu aussi. Le muscle cardiaque des deux ventricules est comme du mastic affaissé, brun jaunâtre ; à gauche, aspect tigré manifeste.

A la surface du poumon gauche, multiples petites hémorrhagies et, de plus, réseau veineux, saillant, blanchâtre, très élégant, présentant par places de petits renflements. Poumons assez volumineux. A la coupe du *poumon gauche*, on trouve le tissu très œdémateux ; surtout dans le lobe supérieur, la coupe rencontre des petits noyaux et des trainées de masses néoplasiques, principalement au pourtour des vaisseaux. Les ganglions bronchiques du hile des deux poumons sont envahis, et forment une masse de la grosseur d'un œuf d'oie. La surface du très volumineux poumon droit est tachetée d'hémorrhagies, et présente de très petites taches et trainées blanches. A la coupe, s'expriment du réseau infiltré, à la façon de comédons, des espèces de bouchons. Tout le *poumon droit* est entièrement rempli de noyaux et de trainées cancéreuses ; le reste de l'organe est pâle et œdématié.

La rate n'est pas manifestement hypertrophiée ; la capsule est assez tendue : la pulpe est liquéfiée, rouge brun. Les follicules sont visibles. Dans le *duodénum*, bouillie bilieuse. Dans l'*estomac* dilaté, contenu abondant, brunâtre. Le segment duodénal supérieur jusqu'à la valvule pylorique apparaît infiltré, finement verruqueux.

A la paroi stomacale antérieure, très petites taches hémorrhagiques sur la muqueuse rose rouge. Le pylore fortement rétréci n'admet qu'à peine le petit doigt. Correspondant à l'épaississement visible de l'extérieur, une tumeur intéressant la sous-muqueuse présente partout une surface lisse ; au milieu de la petite courbure, une dépression coupant la tumeur par son milieu. La muqueuse pâle, recouvre presque partout la tumeur, sauf par petites places de la dimension d'un petit pois où elle manque.

Dans le *mésentère*, ganglions un peu hypertrophiés, mous, blancs rougeâtres. Les gros canaux biliaires sont un peu dilatés.

La *capsule surrénale droite* est libre. La capsule fibreuse du *rein droit* s'enlève facilement ; la surface de l'organe est pâle, lisse ; la substance corticale est grise, seulement par places un peu rouge. Les pyramides sont extraordinairement anémiées. Mêmes constatations au *rein* et à la *capsule surrénale droite*.

La capsule de Glisson est glacée ; le *parenchyme hépatique* frappe par sa couleur brun pâle, avec le contour des lobules comme lavé. *Vésicule* pleine de bile. *Canal thoracique* libre.

Les noyaux signalés au-dessus de l'estomac correspondent à des *ganglions* néoplasiques très gros. A côté de l'aorte s'en trouvent aussi, derrière la colonne vertébrale : masse de la grosseur d'un œuf de poule, composé de ganglions hypertrophiés et mous. Dans le parenchyme pâle et compacte du pancréas, on voit de petites taches blanches isolées. En dehors de ces taches, tout le pancréas est bombé en avant, du fait de la présence de ganglions rétro-péritonéaux hypertrophiés. La *colonne thoracique* présente une scoliose convexe à droite.

Les corps vertébraux ne sont cependant ramollis en aucun point. Rien aux côtes. Sur la surface interne de l'aile de *l'os iliaque droit*, ostéophyse de la grosseur d'une pièce de 10 centimes. A cet endroit, sous le muscle iliaque, se trouve, couvrant la surface osseuse en question, une couche de substance moelleuse, bigarrée brun et rouge. Après ablation de la partie intéressée de l'iliaque, on découvre sous cette production ostéophytique plusieurs îlots gros à peu près comme un haricot, très bien délimités, jaunes, au milieu de la moelle environnante qui était plus rouge. *L'iliaque gauche* est, dans sa totalité, le siège d'une tumeur bombant dans la cavité abdominale ; la surface de cette tumeur, compacte et lisse au toucher comme du parchemin, est recouverte par le psoas. L'incision de cette tumeur fait pénétrer à travers la coque osseuse, parcheminée, dans une cavité remplie d'un liquide brun chocolat et de masses brun foncé. Après évacuation de la cavité osseuse hémorrhagique, on voit que la surface interne de l'os est partout lisse et que, en un seul point, où le périoste est recouvert par une ostéophyte, il est soulevé et bombé en formant une demi-sphère ; là, plus de périoste contre la paroi, mais de l'os auquel adhère une capsule jaune bleuâtre. Sur la surface sciée se détachent en jaune des îlots en forme de coin sur le fond de moelle rouge.

*Voûte crânienne* assez dure. Diploé abondant. Dure-mère fortement tendue ; sur sa surface interne, extravasations sanguines, superficielles, rouges. La surface du *cerveau* est très pâle. Vaisseaux piemériens presque vides. Substance cérébrale pâle et humide. Sur deux *vertèbres* présentées pour l'examen, on voit des îlots, les uns volumineux, les autres plus petits, en assez grand nombre, de coloration jaune et opaque semés sur un fond rouge foncé. On retrouve les mêmes îlots jaunes dans les *côtes*. Dans la *cavité du tympan* à gauche, contenu sanguin ; rien dans la cavité droite qui est pâle, ainsi que les cellules mastoïdiennes.

A la pointe de la pyramide, dans l'os, on trouve des masses friables, nécrotiques, qui pénètrent jusqu'au seuil du labyrinthe.

De même, à la pointe de la pyramide droite, tissu rouge, pulpeux, dans les aréoles de la moelle. Au bulbe gauche, autour du nerf optique, très petites hémorrhagies, et trois très petites taches blanches.

Dans *l'intestin grêle*, fine bouillie blanc jaunâtre, peu abondante. La muqueuse de tout l'intestin, gros et petit, est pâle.

*Diagnostic anatomique.* — Carcinome du pylore. Métastase dans les ganglions lymphatiques épigastriques, rétro-péritonéaux, mésentériques et médiastinaux. Carcinome des vaisseaux lympathiques des poumons et de la plèvre pulmonaire.

Carcinome multiple des os (côtes, vertèbres, os du bassin, rocher), anémie des organes. Dégénérescence graisseuse du cœur et des muscles du squelette.

Hémorragies rétiniennes. Hématome de la dure-mère. Hémorragie de la cavité du tympan à gauche.

*Examen microscopique des pièces.* — Carcinome épithélial cylindrique (cylinderepithelcarcinum). On peut suivre jusque dans les plus petits vaisseaux de la plèvre, les poumons et le foie, l'injection cancéreuse des lymphatiques visibles déjà macroscopiquement. La néo-plasie osseuse paraît encore plus étendue qu'à l'examen simple des pièces. Partout où la moelle osseuse n'est pas atteinte par le cancer elle a subi la transformation rouge.

**Obs. XIV** (résumée). — KURPJUWEIT,| *Deut. Arch. für klin. Med.*
Bd. 77, 1903.

Homme de 42 ans. Du 3 au 10 février 1903.

Depuis six mois, diminution de l'appétit, douleurs d'estomac, quelques vomissements. Il y a quatre semaines : hématémèse.

Amaigrissement et faiblesse marquée.

Cachexie intense, léger ictère, œdème des parties déclives.

Température normale. Pouls 90, régulier.

Foie gros, rate normale. Urines, indican en grande quantité.

*Examen du sang*, peu avant la mort :

> Hémogl. 60 %.
> Globules rouges, 4.320.000.
> Globules blancs, 19.700.
> Poly., 86 %.
> Monos, 3.
> Lympho. 6.2.
> Eos., 0,7.
> Myéloc., 4.

Sur 400 leucocytes, 3 normoblastes, pas de mégaloblastes.

*Autopsie.* — Cancer de l'estomac et cancer nodulaire du foie avec nombreuses métastases dans les ganglions de l'abdomen du cou et du thorax.

Rate non augmentée de volume, 14cm. × 9cm. × 4, 5cm., rouge sombre.

Vertèbres. La moelle osseuse de la deuxième vertèbre lombaire montre une setlle grise en forme de coin.

*Examen histologique.* — Frottis de substance hépatique : on voit des globules rouges, des polynucléaires, des lymphocytes et quelques myélocytes neutrophiles.

La rate sur frottis montre des lymphocytes, des globules rouges, de nombreux globules rouges à noyaux, de nombreux myélocytes neutrophiles, quelques myélocytes éosinophiles (un, environ par champ).

Les ganglions lymphatiques envahis par les métastases cancéreuses, laissaient voir sur frottis, à côté des cellules cancéreuses qui présentaient des noyaux, les uns arrondis, les autres irréguliers, des éléments du sang et de rares myélocytes neutrofiles.

De même la moelle contenait de nombreuses grosses cellules arrondies sans noyau nettement différencié (cellules cancéreuses). Les glo-

.bules rouges étaient de taille très irrégulière ; normoblastes, mégaloblastes, et cellules ressemblant à ces derniers.

Dans la moelle des côtes, il n'y avait pas de cellules cancéreuses,
mais on y a vu un mégaloblaste avec figure de karyokinèse.

Dans la moelle des vertèbres, on voit de nombreux foyers de cellules cancéreuses. Les parois osseuses sont en grande partie nécrotiques.

### Obs. XV (résumée). — KURPJUWEIT, *ibid*.

Femme de 34 ans. Entrée le 10 décembre 1902, morte le 14 décembre 1902.

Toujours bien portante jusqu'à la maladie actuelle.

Est malade depuis sept mois, sa maladie a commencé (alors qu'elle
était enceinte de cinq mois) par une sensation de malaise, des douleurs
dans le ventre, sous forme de crampe puis dans la colonne vertébrale.
Elles irradiaient dans le dos et les jambes.

En septembre, accouchement normal. S'améliore après son accouchement, mais au bout de quinze jours les douleurs dans la colonne
vertébrale reprennent à tel point qu'elle ne peut pas dormir la nuit.

Puis survinrent des douleurs dans la poitrine, les bras et les jambes.
L'appétit diminue.

A son entrée : grande pâleur. Température 39°. Quelques suffusions
sanguines sous-cutanées, pas d'œdème. Les ganglions inguinaux sont
un peu indurés. Muqueuses pâles.

Aux poumons quelques râles ; au cœur, un léger souffle à la pointe,
et à la base. Pouls 140.

Rien à noter à l'abdomen.

Les mouvements dans l'articulation de la hanche sont limités par
suite de fortes douleurs, l'extension et la flexion des Rümpfer sont
aussi limitées pour la même raison.

Pas de modification de la sensibilité, réflexes rotuliens un peu augmentés. Babinski à droite.

Ni sucre ni albumine.

*Examen du sang* :  Hémoglob, 25 %.
            Globules rouges, 1.825.000.
            Globules blancs, 9.100.
            Poly., 48.4 %.
            Monos, 1,6.

Grands lymph., 12.2.

Petits lymph., 19.2.

Eosinophiles, 1.

Myélocites neutrophiles, 11.

Intermédiaires, 6.6.

Mastzellen, 1 sur deux préparations.

Sur 500 leucocytes, 5 globules rouges et noyaux.

Parmi les polynucléaires, certains sont tout petits, de la grosseur environ d'un globule rouge.

Les myélocytes sont de tailles variées ; les plus petits sont comme de petits lymphocytes, les plus gros comme des mononucléaires.

Parmi les petits et les gros lymphocytes, on peut en voir à protoplasma et noyau pâles, contenant des granulations bleues, d'autres à protoplasma et noyau fortement colorés.

Les globules rouges ne présentent pas de modifications quant à leur forme ou leur teneur en hémoglobine.

La malade a, dans la nuit, un vomissement noirâtre, contenant des aliments (acidité, 20 ; ni HCl, ni acide lactique), puis des selles abondantes et noires, contenant du sang.

Dans les jours qui suivent, augmentation de la pâleur et de la faiblesse, quelques hémorragies rétiniennes et cutanées.

*Examen du sang* (deux jours après le précédent, et 24 heures avant la mort).

Hémoglobine, 20 %.

Globules rouges, 718.000.

Globules blancs, 6.700.

Poly., 42.5 %.

Monos, 3.

Grands lympho., 15.3.

Petits lympho., 21.7.

Eos. 1,2.

Myélocytes neutrophiles, 8,7

Intermédiaires, 7,5

Mastzellen, 1.

Parmi les globules rouges, quelques-uns sont pâles et volumineux. 10 normoblastes et 1 mégaloblaste sur 400 éléments.

Les gros lymphocytes, en particulier ceux à protoplasma pâle, ont une coloration moins rose de leur protoplasma ; leurs noyaux sont souvent irréguliers, en forme de trèfle.

Par places, on peut confondre ces gros lymphocytes avec des myélocytes dont les granulations ont presque disparu.

De loin en loin, on voit encore, comme précédemment, des granulations dans les noyaux des petits et des grands lymphocytes.

La malade dont la fièvre se maintient à 38°,5, 39° le pouls à 140, tombe peu à peu dans le coma et meurt.

*Autopsie* (résumée). — Carcinome du pylore.. Métastases dans les ganglions rétropéritonéaux et dans les vertèbres. Anémie des organes, hyperplasie de la rate. Petits nodules carcinomateux métastatiques dans le foie.

La rate est augmentée : 12 cent. sur 5 de largeur et 4,5 d'épaisseur.

La pulpe est rouge sombre, les follicules nets mais non augmentés de volume.

La moelle costale est rouge vif.

Au niveau des vertèbres lombaires la substance spongieuse semble envahie par des masses, pâles, blanc-jaunâtre. Par endroits ces masses remplacent complètement le tissu osseux.

*Examen microscopique* : *Foie*. — Teneur en fer peu considérable. Pigmentation ocre autour des noyaux des cellules.

Dans les capillaires, de nombreux globules rouges. En outre se trouvaient d'autres cellules dont :

1/3 environ avait un noyau gros, non pycnotique, vésiculeux, à peu près deux ou trois fois plus gros qu'un globule rouge.

1/6 à noyau petit, non pycnotique et protoplasma de faibles dimensions.

1/6 à noyau bleu-noir et protoplasma coloré çà et là en rouge.

1/3 enfin était formé par les globules rouges.

Sur frottis on trouvait :

Des myélocytes neutrophiles abondants qui répondaient probablement au premier groupe ;

Des polynucléaires et des myélocytes éosinophiles ;

De nombreux gros lymphocytes (groupe 2).

Des globules rouges avec ou sans noyau (groupe 3 et 4).

Les noyaux de globules rouges étaient soit en trèfle, soit en rosette et même une fois divisé en petites boules unies entre elles par des filaments protaplasmiques colorés en rouge.

Parfois ils contenaient deux noyaux.

Ces globules rouges nucléés étaient très nombreux, on en voyait trois par champ.

*La rate* contient beaucoup de pigment ferrique.

Prolifération du tissu conjonctif, et amas de lymphocytes autour de ses travées et autour des vaisseaux.

On voit encore d'autres cellules :

Grosses cellules à noyau volumineux, coloré en bleu, non pycnotique.

Nombreux normoblastes.

Cellules éosinophiles à noyau volumineux, bleu, non pycnotique.

Cellules analogues à des lymphocytes.

Globules rouges.

Sur frottis on voit environ par champ :

Deux à cinq myélocytes éosinophiles, de nombreux myélocytes neutrophiles, de nombreux globules rouges à noyau.

Il n'y avait pas de polynucléaires, de lymphocytes nets, pas de mastzellen.

Les noyaux de globules rouges offraient les mêmes formes que dans le foie.

On pouvait voir en outre d'autre cellules, les unes de formes arrondies, allongées, irrégulières, à noyau ovale bleu foncé et protoplasma bleu pâle (cellules cancéreuses) ; d'autres grandes comme des cellules géantes avec deux noyaux peu évidents et sans forme nette.

Dans les ganglions de la racine du mésentère on voyait de nombreuses métastases reproduisant l'épithélioma cylindrique.

Sur frottis on voyait les mêmes éléments que dans la rate.

La moelle osseuse contenait aussi les mêmes cellules, mais il y avait en plus des mastzellen et de grands globules rouges à noyau (mégaloblastes).

A côté des normoblastes on voyait souvent des éléments nucléaires fortement colorés en bleu, de forme arrondie, entourés d'une mince couche de protoplasma, et une cellule, dont la signification n'a pu être précisée, avec figure de karyokinèse, sans type défini : deux rangs de noyaux étaient à côté les uns des autres et unis par de fins filaments de protoplasma. Il y avait aussi quelques cellules géantes.

### Obs. XVI.— Niclot, in thèse Regnault.

*Diagnostic* : cancer de l'estomac à type anémie pernicieuse. Généralisation vertébrale, iliaque et sacrée. Sciatique symptomatique.

B... (Clovis) est né à Usilades (Ardèche), le 27 octobre 1878; il était maçon avant d'être incorporé au 7ᵉ cuirassiers.

Les seuls renseignements que l'on ait pu recueillir sur le passé de ce malade sont les suivants, dus en grande partie à M. le médecin aide-major Perrot.

Le registre du régiment porte, à la date du 16 mars 1901 : « Constitution passable, tempérament lymphatique, anneaux très larges à gauche. » La taille est de 1 m. 72, le périmètre thoracique de 80 centimètres, le poids de 67 kilogs, l'acuité visuelle égale l'unité.

Il y a indisponibilité à la chambre du 10 au 27 février 1903 pour engelures ulcérées aux mains et névralgie sciatique, à l'infirmerie du 27 février au 4 mars, sous le même diagnostic.

Cet homme, en raison de sa mauvaise constitution, avait été « embusqué », et il était garde-manège quand le médecin-major Messerer le rencontrant un jour, fut frappé de sa déchéance physique et lui dit de venir à la visite.

C'était le 9 février et, jusqu'à cette date jamais il ne s'était fait porter malade.

Pendant qu'il était soigné pour ses ulcérations aux mains, il se plaignit de douleurs à la jambe droite, vers le 25 février, deux ou trois jours avant qu'on ne l'admît à l'infirmerie. Là, les douleurs s'accrurent et son voisin de lit raconte qu'il passait la nuit sans sommeil, se plaignant de « douleurs sourdes » dans le membre inférieur droit; un point douloureux à la pression aurait été constaté vers les dernières vertèbres.

Au moment du transport à l'hôpital, le malade était dans un état de faiblesse extrême et souffrait beaucoup. On fut obligé de le transporter au tramway d'ambulance sur un brancard.

Il entre le 4 mars 1903 à Desgenettes, à la deuxième division de fiévreux, salle 13.

Son histoire est brève et facile à résumer; sciatique symptomatique évidemment, mais sans déformations du rachis, sans abcès, sans autre trouble de la sensibilité, du mouvement, des réflexes cutanés, tendineux, ou des réservoirs.

Fièvre irrégulière, à menues oscillations autour de 38 degrés, avec rémissions (nous passons sous silence une pneumonie bâtarde du côté droit qui évolua pendant le séjour à l'hôpital).

Rien au niveau des divers appareils du foie, de la rate, du rein et des urines, des ganglions, sauf quelque adénopathie inguinale (pas d'adénopathie sus-claviculaire), rien de pulmonaire, de cardinque, aucun trouble circulatoire.

Les symptômes digestifs sont très peu marqués, le malade a peut-être vomi une fois depuis son séjour à l'hôpital; d'ailleurs le tableau ci-dessous des régimes montre cette intégrité relative, la diète lactée ou le petit régime remplaçant le grand régime quand la fièvre survenait.

Du 4 au 6 *mars* inclus : Diète alimentaire, lait.

Du 7 au 11 : lait.

Le 12 : Diète lactée.

Du 13 au 14 : 2 œufs, lait.

Du 15 au 20 : lait.

Du 21 *mars* au 28 *avril* : 2 œufs, volaille, lait.

Mauvais état général et décoloration réelle des muqueuses. Il y avait cependant, pour ainsi dire, incongruence entre cette anémie progressive et l'état local : rien ne l'expliquait.

Les selles furent examinées, et je ne trouvais pas trace d'ankylostomiase; en revanche, je remarquai la conservation de nombreuses fibres musculaires striées.

Cette *anémie était extrême*, oscillant au-dessous de *un million* ; le globule blanc paraissait un peu augmenté, plusieurs milliers au millimètre, avec polynucléose certaine.

Sur frottis à sec, par le procédé de la carte de visite, il y avait de la poïkilocytose, des globules géants, et beaucoup de globules nains, en tout cas des hématies nucléées.

La coagulation était normale ; quant à la vérification de la résistance globulaire et à la mensuration de l'hémoglobine, il n'y fut pas procédé; cependant à la simple vue, la décoloration était considérable, vraiment surprenante.

Malgré les quelques données discordantes affirmées à cet égard par l'hématologie, même un peu sommairement étudiée, l'anémie pernicieuse fut admise, surtout par exclusion.

Le sujet réformé le 3 avril 1903, mourut le 28, à 5 heures du matin, des suites d'une *hématémèse* abondante.

*Autopsie* (vingt-huit heures après la mort).

Teinte jaune cire des téguments, plus ou moins livide dans les parties déclives. Rigidité cadavérique complète.

A l'ouverture de la cage thoracique, le sommet droit de la fourchette sternale se brise avec une facilité anormale.

La région sus-claviculaire paraît indemne d'adénopathie; aucun épanchement dans les cavités pleurale et péritonéale.

L'ouverture du *péricarde* montre la présence d'une petite quantité de liquide jaune citrin. Pas d'altération des feuillets de la séreuse. Le *myocarde* est un peu décoloré. Poids du cœur 340 grammes. Le ventricule gauche est légèrement hypertrophié. L'*endocarde* est intact. Rien aux coronaires.

Les deux *feuillets pleuraux*, à droite et à gauche, sont unis par des adhérences nombreuses, étendues, mais lâches. A droite, la symphyse pleurale est complète, surtout au niveau des scissures interlobaires, avec sclérose du parenchyme sous-jacent.

Les deux *poumons* sont emphysémateux, fortement anthracosiques. Aux deux hiles nombreux ganglions anthracosiques. Poumon droit 550 grammes. Poumon gauche 430 grammes.

La *rate* est volumineuse, friable, sans adhérences. Elle pèse 460 grammes.

Les deux *reins* sont normaux. Le droit pèse 190 grammes, le gauche 200 grammes.

Les *capsules surrénales* sont friables, peu colorées.

Rien à l'*œsophage*, ni au cardia.

L'*estomac* est légèrement dilaté. Au niveau de la région pylorique siège un néoplasme à surface légèrement bosselée, non hémorragique, mou au toucher. Il s'arrête au niveau du pylore, s'étend sur la petite courbure et empiète un peu sur la grande, formant une manchette à peu près complète de 5 à 6 cm. de hauteur, mais sans rétrécir considérablement l'orifice pylorique qui admet encore le pouce.

La cavité gastrique contient environ 500 grammes d'un liquide noirâtre, ressemblant assez à de la suie délayée.

La tumeur est libre, sans adhérences aux organes voisins.

*Duodénum* : rien d'anormal.

Dans l'*intestin grêle* melæna abondant.

*Pancréas* normal, sans adhérences.

*Foie* normal, pèse 1 kilog. 870.

Quelques *ganglions mésentériques* néoplasiques.

La *colonne vertébrale* présente un léger degré de scoliose.

Les corps vertébraux des trois dernières lombaires, *l'aileron du sacrum* et la partie interne de la *fosse iliaque interne* sont très friables, hémorragiques par endroits, blanchâtres en d'autres. On constate à peu de distance de la *grande échancrure sciatique* une tumeur osseuse, dure en certains points, s'écrasant facilement et hémorragique en d'autres. Cette tumeur soulève le sciatique.

Hypertrophie de tous les ganglions voisins.

*Résumé* : Cancer du pylore avec généralisation vertébrale et sacrée, probablement aussi sternale (sciatique symptomatique), symphyse pleuro-médiastine ancienne.

Le jeune âge du sujet, la symptomatologie à la fois fruste et larvée, avaient presque imposé l'erreur de diagnostic.

*Examen microscopique.* — *Rein* : Les tubuli semblent avoir un peu souffert. Sclérose légère.

*Foie* : Nodules inflammatoires dans certains espaces portes.

*Ganglions* de la petite courbure généralement atteints par l'infiltration épithéliomateuse.

*Estomac* : Epithélioma cylindrique.

Quant à la *tumeur osseuse*, nous n'avons pu en retrouver les préparations.

La moelle épinière qui avait été examinée macroscopiquement, sans qu'on y ait décelé ancune lésion, n'a pas été soumise à un examen histologique.

Enfin, une préparation de sang sec et colorée, bien conservée, nous a permis d'établir la formule leucocytaire de notre malade.

| | |
|---|---|
| Polynucléaires .............. | 39 |
| Grands mononucléaires........ | 10 |
| Lymphocytes ............... | 47 |
| Formes intermédiaires........ | 3 |
| Eosinophile............ ..... | 1 |
| | 100 |

*Remarques.* — Ce cas mérite d'être signalé pour l'âge du sujet qui en fait l'objet. L'évolution a été rapide : deux mois environ. Les signes gastriques se sont réduits à peu près à l'hématémèse terminale. Le syndrome, « maladie de Biermer », était réalisé presque au complet, et les lésions hématologiques elles-mêmes, témoignaient du caractère pernicieux de l'anémie.

Le cancer gastrique, quoique soupçonné, a donc été une trouvaille d'autopsie. La généralisation osseuse s'était édifiée silencieusement, et la sciatique, qui lui était secondaire, avait dû être mise sur le compte d'un mal de Pott, à cause d'un point douloureux reconnu au niveau des dernières vertèbres lombaires.

**Obs XVII.** — Parmentier et Chabrol.
*Soc. méd. hôp.* 30 juillet 1909.

Col..., Louis, 45 ans, entre salle Lorain, lit n° 13, le 12 janvier 1908.

Le malade nous est adressé avec le diagnostic « tuberculose pulmonaire ». Ses téguments ont une teinte jaune blafard; les muqueuses sont décolorées et les paupières légèrement bouffies. Cet homme a maigri de 10 kilogrammes en l'espace de 4 mois et il éprouve une faiblesse extrême.

La recherche des antécédents n'apporte aucun renseignement méritant d'être relevé. Il exerce depuis 15 ans le métier de menuisier et n'a jamais été soumis à la moindre intoxication professionnelle; il nie la syphilis et ne présente pas de stigmates d'éthylisme.

Il a fait son service militaire en France, n'a jamais eu d'accidents paludéens; somme toute, il est resté bien portant jusqu'au commencement du mois de novembre 1907.

Vers cette époque, ses forces commencent à diminuer en même temps qu'il éprouve une sensation de pesanteur à l'épigastre. Il ne souffre pas, mais ses digestions sont plus lentes qu'autrefois et accompagnées de bâillements; il ne suit d'ailleurs aucun régime. Peu à peu l'anorexie apparaît non élective; les vomissements et les régurgitations font défaut. La constipation opiniâtre n'est jamais entrecoupée de débâcles diarrhéiques; ni méléna, ni hématémèses.

Cependant, l'amaigrissement s'accuse de plus en plus; puis viennent les vertiges, les palpitations. Tous les symptômes s'accentuent jusqu'à la fin de janvier 1908. Brusquement, sans cause appréciable, l'état général subit alors une aggravation manifeste, mais, malgré cette recrudescence, la pesanteur épigastrique tend à disparaître. Notre malade n'éprouve aucune douleur; il vient à l'hôpital pour sa faiblesse et son anémie; et, de fait, sa pâleur, son asthénie sont les premiers sympômes qui retiennent notre attention.

*Examen.* — L'aspect général est des plus typiques. La décoloration des muqueuses et des téguments est extrême. Ce n'est ni la teinte verdâtre de la chlorose, ni la teinte jaune-paille du cancer avéré, c'est bien la pâleur du cadavre.

La peau sèche, écailleuse, conserve le pli qui lui est imprimé; mais, au niveau du visage, la consistance molle, tremblotante des joues et des paupières nous rappelle le myxœdème. Les malléoles légèrement tuméfiées gardent l'empreinte du doigt.

Le malade parle lentement et avec effort; sa voix est soufflée plutôt qu'articulée. Inerte dans son lit, il garde la même attitude durant des heures entières; il s'asseoit difficilement et sa tête retombe aussitôt inclinée.

Pâleur, amaigrissement, faiblesse très prononcée résument à eux seuls tout le tableau clinique, et l'examen des différents appareils ne nous fournit aucun renseignement bien significatif.

Les *troubles digestifs* appellent d'abord notre attention, l'anorexie, la constipation ayant marqué le début des accidents. Cependant l'anorexie n'est pas élective; le malade n'éprouve pas un dégoût spécial de la viande et des matières grasses. La langue est blanche, saburrale ; sa muqueuse et celle de la face interne des joues ne sont point pigmentées.

La région épigastrique et les hypocondres ne sont pas sensibles à la pression. L'abdomen est souple, sans induration. On ne perçoit qu'une légère résistance au niveau de l'estomac. Le foie non débordant mesure 12 centimètres sur la ligne mamelonnaire. Il n'existe ni ascite ni circulation collatérale. La rate, nettement perceptible, mesure 15 cm. en hauteur et 10 cm. en largeur.

Les ganglions sus-claviculaires et inguinaux ne sont pas augmentés de volume.

Le pouls bat à 96 ; il est petit, régulier, hypotendu (13 au sphygmomanomètre). Les bruits du cœur sont sourds et l'appareil circulatoire ne nous révèle qu'un symptôme appréciable : un souffle vasculaire à l'auscultation de la jugulaire interne, souffle doux, continu, à renforcement systolique, auquel s'associe un thrill vibratoire perçu à 3 cm., au-dessus de la clavicule.

Il existe une dyspnée légère, qui ne dépasse point 30 respirations par minute; elle n'est pas en rapport avec les rares sibilances qui siègent à la base des deux poumons.

Les urines atteignent 800 centimètres cubes en 24 heures, nous verrons plus loin les résultats de leur analyse.

Enfin, notons comme troubles nerveux; l'asthénie, la torpeur qui, laissent cependant l'intelligence intacte. Le malade n'est pas atteint de paralysie, ni même de parésie. La sensibilité est conservée dans tous ses modes; les réflexes sont exagérés.

La température est abaissée à 36°5.

Immédiatement nous songeons à une anémie pernicieuse symptomatique et à sa cause la plus fréquente : le cancer de l'estomac.

Voici les résultats des différents examens que nous avons pratiqués pour préciser notre diagnostic. L'examen hématologique fut malheureusement incomplet, car l'évolution rapide ne nous permit point de mesurer la résistance globulaire. Le surlendemain de l'entrée à l'hôpital, le coma succéda insensiblement à la torpeur et à l'asthénie progressive, et le malade s'éteignit le 15 mars.

*Examen hématologique* (deux heures avant la mort).

> Globules rouges, 1.040.000
> Globules blancs, 3.500.
> Hémoglobine (Tallqwist), 0.60

Les déformations globulaires sont manifestes. Certaines hématies allongées, étirées en bissac, en massue ou en raquette, émettent des prolongements en forme de pseudopodes. A la poïkilocytose s'associe la variabilité des dimensions globulaires, et un tiers des éléments présente une augmentation du diamètre moyen des hématies, atteignant 9 à 10 $\mu$. La polychromatophilie n'est guère évidente que sur les globules géants ; néanmoins, la portion centrale de plusieurs globules, de taille normale, reste pâle, décolorée, et une zone rouge violacée la limite à la périphérie.

Nous n'avons point recherché, avec le liquide de Pappenheim, la présence d'hématies granuleuses.

*Formule leucocytaire.* — 300 éléments (triacide, bleu de méthylène éosine-toluidine).

> Polynucléaires neutrophiles et formes de transition, 60.
> Myélocytes neutrophiles, 8.
> Polynucléaires éosinophiles, 4.
> Mononucléaires, 15.
> Grands mononucléaires, 6.
> Lymphocytes, 6.
> Cellules de Turk, 0.6.
> Globules rouges nucléés pour 100 éléments numérés, 44.

Les *myélocites neutrophiles*, l'éosinophilie légère, mais surtout le très grand nombre des globules rouges à noyau, caractérisent cette formule hématologique.

Parmi ces derniers, les deux tiers sont des normoblastes. Les mégaloblastes atteignent une quinzaine de $\mu$ et leur protoplasme polychromatophile rend très difficile leur distinction d'avec certains mononucléaires. On retrouve quelques rares figures d'expulsion du noyau et trois mégaloblastes sont en caryolyse. Il ne semble pas exister de karyokinèse.

Enfin, deux éléments nuclées se différencient des précédents. Leur protoplasme prend une coloration orangée; leur noyau, petit, excentrique, en pycnose, tend à être expulsé, et cet aspect rappelle celui du métrocyte de Engel.

La myélocytose neutrophile atteint 8 °/₀ et, peut-être, faut-il rapprocher des myélocytes, certains éléments mononucléés dont les granulations sont discutables. Nous les avons rangés dans la série lymphoide parmi les grands mononucléaires, mais leur noyau pâle, leur protoplasma clair et étendu, les rapprochent du groupe qu'Aubertin désigne sous le nom de « grands lymphocytes », et l'on sait que certains auteurs attribuent à ces éléments une origine médullaire.

Le nombre des *hématoblastes* sur l'hématimètre de M. Hayem est sensiblement normal.

Le *caillot* s'est rétracté en l'espace de 10 minutes, et n'était pas dissous 24 heures plus tard.

Le sérum sanguin, clair, non teinté, ne renferme pas d'urobiline. L'*examen bactériologique* du sang est négatif après un ensemencement de 10 centimètres cubes en bouillon peptoné.

*Chimisme gastrique.* — A jeun, après 14 heures : 22 centimètres cubes de liquide bilieux, verdâtre; dépôt floconneux. A = O.

Repas d'épreuve et tubage après soixante-dix-huit minutes. (Les dosages sont exprimés en milligrammes d'HCl pour 100 cc. de liquide).

| Eléments dosés | — | Liquide normal | Liquide examiné |
|---|---|---|---|
| Acidité totale | A | 190 | 0 |
| HCl libre | H | 44 | 0 |
| HCl combiné organique | C | 170 | 22 |
| Chlorhydrie | H + C | 214 | 22 |
| Chlore total | T | 328 | 273 |
| Chlore minéral fixe | F | 107 | 251 |
| Coefficient | $\dfrac{A - H}{C}$ | 86 | 0 |
| Coefficient | $\dfrac{T}{F}$ | 3 | 1,08 |

Peptone : traces.
Résidu : incolore.

Caractères physiques : 15 centimètres cubes de liquide épais,. muqueux, mal émulsionné.

*Epreuve de Weber* : Négative dans le suc stomacal et les selles.

*Examen des urines* : Claires, sans dépôt, en vingt-quatre heures, 800 cc.

> Albumine, 0.
> Sucre, 0.
> Urobiline, très légère.
> Acide urique, 0 gr. 30.
> Urée, 4 gr.
> Chlorures, 3 gr. 50.

*Autopsie.* — L'autopsie révèle un *cancer de l'estomac*. L'organe rétracté remonte sur sa limite inférieure à trois travers de doigt au-dessus de l'ombilic ; il n'est pas vascularisé ; sa forme n'est pas modifiée, mais la grande courbure est parsemée de nombreux ganglions dont les plus volumineux atteignent les dimensions d'une noix.

Il n'existe pas d'adhérences ni de métastases visibles macroscopiquement à la surface de la masse intestinale.

Les parois de la grande courbure ont une consistance fibreuse et crient sous le scalpel ; l'induration s'étend du pylore au cardia, mais elle prédomine au niveau de l'antre pylorique et remonte sur les faces antérieure et postérieure de l'estomac, suivant une étendue de trois travers de doigt.

Le pylore est perméable, sa muqueuse n'est point congestionnée ni ulcérée, et sa surface, normale en apparence, ne présente aucune végétation.

Rappelons dès maintenant les résultats de l'examen histologique pratiqué après fixation au Dominici et coloration à l'éosine-bleu de toluidine et à l'hématoxyline-éosine. Il s'agit d'un *squirrhe de l'estomac*. Les éléments cancéreux sont disséminés sans aucun groupement de l'épaisseur des parois ; celles-ci sont envahies par un tissu conjonctif abondant, composé d'éléments fibroïdes et de cellules conjonctives jeunes, peu allongées.

Dans les mailles du stroma se trouvent des cellules néoplasiques. Elles s'ordonnent en boyaux pleins, anastomosés entre eux ou, parfois, en amas plus ou moins irréguliers. Ces cellules sont polyédriques ; leur volume atteint 15 à 20 μ. Le noyau légèrement basique, peu coloré par l'hématoxyline, ne renferme que des filaments chromatiniens peu accusés; plusieurs éléments présentent des figures de karyokinèse. Le protoplasme n'est pas granuleux et ses dimensions sont très réduites.

De place en place, on observe quelques nodules inflammatoires, sous a forme de cellules rondes réunies en amas; elles prédominent surtout dans la muqueuse, au voisinage de la mascularis mucosæ.

Il n'existe aucune lésion de l'*intestin* méritant d'être mentionnée.

*Les reins*, de coloration lie de vin, sans atrophie ni granulation, ne renferment aucune trace de pigment.

*Le cœur* n'est pas dilaté; ses parois gardent leur épaisseur normale: et leurs éléments n'ont pas subi de dégénérescence graisseuse appréciable.

*Le foie* est brunâtre, légèrement rouillé; son poids atteint 1400 grammes. A la coupe, il ne présente ni nodule carcinomateux, ni sclérose. Histologiquement, on reconnaît la dégénérescence graisseuse de la région centrale du lobule; cette stéatose est moins intense dans la zone périportale. Certaines cellules hépatiques sont, en outre, infiltrées de pigments, qui forment même de véritables amas au voisinage de l'espace porte; mais la sidérose fait défaut dans un grand nombre de lobules et, somme toute, elle reste discrète dans l'ensemble du parenchyme.

Les noyaux cellulaires sont généralement intacts; mais plusieurs sont volumineux, légèrement vésiculeux et irréguliers.

Les travées lobulaires ont subi une légère dislocation et, dans les capillaires, on ne trouve qu'un petit nombre de globules rouges assez bien conservés; ces globules ne sont pas en voie de destruction; ils n'ont point perdu leurs affinités colorantes. Signalons encore de rares leucocytes polynucléaires, mais la macrophagie, comme la sidérose, est relativement discrète, et la stéatose, surtout centro-lobulaire, constitue la lésion essentielle du parenchyme hépatique.

*La moelle fémorale* est prélevée au milieu de la diaphyse fémorale. Son tissu est homogène, rouge vif; la graisse a complètement disparu.

Un faible grossissement montre immédiatement que la préparation est remplie s'éléments figurés; la moelle osseuse est en pleine activité, mais, de place en place, on est surpris de rencontrer des amas cellulaires disposés en boyaux et en placards plus ou moins réguliers. Ces amas sont disséminés dans tous les points de la préparation, et leur teinte lilas tranche sur le fond bleu que donne à la coupe la coloration de Dominici.

Un fort grossissement permet de préciser la nature de ces éléments anormaux. Ils sont composés de cellules polyédriques étroitement unies, dont la taille est le double ou le triple de celle de leucocytes. Leur noyau est nettement perceptible ; il occupe presque toute la cellule ; mais il est clair, vésiculeux, parcouru de filaments chromatiniens très grêles, irréguliers, peu colorés par l'hématoxyline ; leur nucléole est peu développé.

De rares éléments offrent des figures de karyokinèse. Le protoplasma qui entoure le noyau n'est point granuleux ; il semble peu dense, et, en plusieurs points, il est creusé de vacuoles, dont certaines réunies forment une grosse vésicule.

Dans l'intervalle des amas cellulaires, on retrouve les éléments de la moelle osseuse, et ces éléments s'opposent nettement aux précédentes par leur volume, leur forme et leur coloration. Ce sont surtout des *myélocytes* à gros noyau clair vésiculeux et dont le triacide montre les granulations *neutrophiles*. Les *éosinophiles* sont beaucoup plus nombreux qu'à l'état normal ; mais il est très rare de rencontrer des *myélocytes basophiles*.

En d'autres points, des éléments blancs diffèrent des précédents par l'absence de gros grains chromatiques siégeant dans le noyau. En outre, leur protoplasme clair ou basophile n'est pas granuleux, leur taille est plus petite : il s'agit de *petits mononucléaires non granuleux*.

L'augmentation du nombre des éléments myéloïdes semble surtout porter sur les globules à noyau, et leur pourcentage donne 18 % des cellules de la moelle osseuse ; ce sont des normoblastes. Un tiers seulement en est représenté par les mégaloblastes, il n'y a pas de myélocytes ; enfin, nous n'avons pas retrouvé de mégakaryocytes.

Les signes de destruction globulaire sont peu marqués au niveau de la moelle. Le pigment est en faible quantité, qu'il soit libre ou inclus dans le protoplasme de quelques grands mononucléaires.

En résumé, ce sont de beaucoup les myélocytes granuleux qui dominent en particulier, les éosinophiles, mais, proportionnellement, il existe un nombre anormal d'hématies nucléées.

Cette réaction myéloïde coexiste avec la présence d'amas cellulaires volumineux qui par leurs caractères rappellent en tous points les éléments néoplasiques que nous avons décrits dans la paroi de l'estomac cancéreux.

La *rate* est hypertrophiée. Son poids atteint 600 grammes. Sa surface rose violacée est lisse ; à la coupe, le tissu splénique est assez

ferme, reste exsangue et prend une teinte couleur chair musculaire.
La capsule ne paraît pas épaissie, ni scléreuse.

A un faible grossissement, on reconnaît que les follicules sont augmentés de volume; leurs limites sont moins nettes qu'à l'état normal et ils tendent à se rejoindre à leur périphérie.

La pulpe splénique n'est point congestionnée; et il faut rechercher dans ses sinus quelques rares amas mûriformes de pigments ocreux.

La particularité histologique de cette rate hypertrophiée est l'existence d'une réaction myéloïde très nette, répartie sur toute l'étendue des coupes. Un fort grossissement nous en fait reconnaître les détails.

Les follicules participent, pour une faible part, à cette réaction. Les cellules qui les constituent sont, en majeure partie, des lymphocytes; ils contiennent un petit nombre de macrophages, mais, si l'on retrouve parmi leurs éléments quelques rares polynucléaires, on observe, surtout, en leur centre, des myélocytes basophiles.

Il n'y a point de pigment dans l'artère centrale du follicule et ses parois ne sont point sclérosées.

La pulpe splénique ne contient pas, dans ses lacunes, d'amas de globules rouges. On ne trouve que çà et là des débris d'hématies rétractées.

Mais les cordons cellulaires présentent une hypertrophie réactionnelle qui porte sur tous les éléments de la série myéloïde. On reconnaît facilement des myélocytes neutrophiles; ce sont les plus nombreux.

De forme irrégulière, ils offrent un gros noyau arrondi moyennement coloré, vésiculeux, avec deux gros grains chromatiques. Certains sont difficiles à différencier; la nature granuleuse de ces éléments ne pouvant être décelée à l'aide de l'éosine-orange-toluidine, il est nécessaire de recourir au triacide. Les polynucléaires neutrophiles sont également en grand nombre.

Les myélocytes éosinophiles semblent multipliés. Très faciles à identifier, ils se réunissent en amas de 8 à 12 sur plusieurs points de la préparation.

Les hématies nucléées sont plus rares que les éosinophiles. Ce sont des normoblastes, dont plusieurs présentent un début de caryolyse.

Signalons également un petit nombre d'éléments au noyau clair, régulier, dont le protoplasme reste pâle sans granulations.

S'opposant aux myélocytes, ces mononucléaires semblent représenter les cellules pulpaires.

Enfin, mentionnons l'absence d'éléments volumineux à noyau bourgeonnant, susceptibles de rappeler les mégakaryocytes.

*En résumé* : l'intensité de la réaction myéloïde, contrastant avec l'absence relative de sidérose et de macrophagie, caractérise surtout l'examen du tissu splénique.

*Ganglions*. — Nous retrouvons le caractère précédent : l'absence de macrophagie et de surcharge pigmentaire. Mais la réaction myéloïde paraît ici douteuse.

Dans les sinus sont de gros mononucléaires à protoplasme clair et quelques rares polynucléaires neutrophiles. Les follicules volumineux sont constitués essentiellement de mononucléaires. Enfin, le ganglion examiné ne nous a point paru présenter de cellules cancéreuses.

# CHAPITRE IV

## PATHOGÉNIE

Pour expliquer la déglobulisation qui se produit dans le cancer de l'estomac, les auteurs ont invoqué des mécanismes pathogéniques différents. Diverses théories se sont fait jour : alors que les uns invoquaient l'influence de l'infection ou de l'intoxication, de la dénutrition, des hémorrhagies, les autres voyaient dans le cancer un facteur de produits toxiques dont l'action amenait l'hémolyse des globules rouges ; d'autres encore ont invoqué une altération de la fonction hémato-poïétique.

### § 1. — **Théorie de l'infection et de l'intoxication.**

On a pensé que l'anémie, au cours du cancer de l'estomac, pouvait être produite par une intoxication : soit autointoxication d'origine gastro-intestinale, soit hétérointoxication due à la résorption de produits bactériens.

Hunter avait pensé que les inflammations de la muqueuse buccale et des gencives que l'on voit chez certains malades, pouvait être considérée comme cause de leur anémie grave.

Il a, en effet, le premier, montré que la résorption dans le tube digestif de produits toxiques déglutis, chez des malades atteints de stomatite, amène une altération des globules rouges et il explique ainsi, en même temps, la température que l'on observe dans certaines anémies pernicieuses. L'infection des muqueuses stomacale et intestinale aboutit peu à peu à leur atrophie et il en vient à considérer l'anémie pernicieuse comme une maladie infectieuse en premier lieu de la bouche, puis de l'estomac et de l'intestin, et il en conclut que le traitement doit être une asepsie de la bouche et du tube digestif.

Telle n'est pas cependant l'opinion de Grawitz qui considère que cette pathogénie ne doit pas être toujours invoquée, car il n'a pas constaté de cas semblables à ceux de Hunter.

Strauss n'a trouvé chez ses malades, en examinant leur urine, ni signes de dénutrition, ni produits toxiques analogues à ceux que l'on pourrait trouver chez des malades infectés.

Hayem, au sujet d'un de ses malades invoque aussi la toxémie comme cause de déglobulisation : « Si le cancer de l'estomac, dit-il, est un des plus anémiants, cela tient sans doute à ce que la tumeur vite ulcérée, et envahie par des microorganismes à cause de son siège spécial, est dans des conditions plus favorables que tout autre à la production des poisons destructeurs des hématies.

« L'hypothèse des infections est réelle. Ce n'est pas une simple vue de l'esprit ; un autre phénomène vient la souligner quelquefois, c'est l'apparition de la fièvre, symptôme qui n'est pas d'une extrême rareté. » L'apepsie ou l'insuffisance de digestion gastrique n'aurait aucune influence, puisqu'il y a des apeptiques qui ne sont nullement anémiques.

Milian, étudiant l'hémolyse dans les épanchements hémorrhagiques, a vu la destruction des globules rouges dans des épanchements d'origine microbienne, ce qui montre que l'infection peut produire ce phénomène. En outre, dans un épanchement hémorrhagique, dû à un cancer pleuro-pulmonaire, l'hémolyse était absente ; elle ne s'est montrée qu'à la fin de la maladie, au moment où l'épanchement fourmillait de steptocoques.

Blanc conclut de son côté que l'anémie relève plutôt de l'infection secondaire que des toxines cancéreuses.

Mouisset et Petitjean sont revenus dernièrement sur ce sujet et pensent que dans les anémies graves, on doit reconnaître une valeur étiologique aux intoxications et aux infections, du fait de leur fréquence dans le passé des malades, et d'autre part du fait de la présence des lésions de néphrite et de cirrhose hépatique qui sont pour ainsi dire constantes, de même que la stéatose viscérale, au cours des maladies toxiques ou infectieuses.

## § 2. — Théorie de la dénutrition et des troubles digestifs.

Dans le cancer de l'estomac, les altérations du chimisme gastrique, les troubles de la motilité, la rétention alimentaire au cours des sténoses du pylore, qui amènent à leur suite une dénutrition souvent grave, ont été accusés par certains, d'être la cause de la diminution du nombre des globules rouges.

Beaucoup d'auteurs se sont basés pour soutenir cette théorie, sur les lésions gastrointestinales qui accompagnent l'anémie pernicieuse. (Banti, Ewald, Grawitz.)

Israël, Erlich, Lazarus ont vu des anémies pernicieuses secondaires à des sténoses du pylore.

Fenwick, en 1870, avait le premier observé que chez des malades morts d'anémie grave, on trouvait une atrophie marquée de la muqueuse stomacale, et il pensait même y voir la cause de l'anémie. Depuis, beaucoup d'auteurs ont voulu, après lui, faire de l'atrophie gastro-intestinale, vue dans l'anémie pernicieuse, la cause de la déglobulisation.

D'autres ont invoqué les altérations du chimisme gastrique. Cependant nous verrons le crédit qu'il faut accorder à une telle opinion.

En ce qui concerne le cancer de l'estomac, nous avons vu que pour Hayem, l'insuffisance du chimisme gastrique n'est pas capable d'expliquer à elle seule les lésions sanguines.

Si dans nombre de cas de cancer de l'estomac, la formule chimique est tout à fait insuffisante, il en existe cependant où, bien que diminuée, elle présente encore un pouvoir digestif assez marqué.

D'autre part, comme il le dit aussi, dans beaucoup de gastrites atrophiques où l'acide chlorhydrique libre ou combiné est très diminué, les malades ne présentent pas trace d'anémie.

Tixier, dans sa thèse, a étudié les anémies secondaires, soit à des sténoses pyloriques et œsophagiennes, soit à des troubles gastrointestinaux variés. Les malades étaient tous anémiques, parfois même le chiffre des globules rouges descendait au-dessous de 2.0000. Cependant, sous l'influence du traitement médical ou de la gastroentérostomie, l'état général de ces malades s'améliorait, et le nombre des globules rouges, ainsi que la valeur globulaire revenait à un taux normal.

Il conclut donc à « un parallélisme entre le bon ou le mauvais fonctionnement du tractus gastro-intestinal et la disparition ou l'accentuation de l'anémie. »

Toutefois, ce n'est pas par la simple insuffisance de la nutrition qu'il explique la déglobulisation au cours des troubles gastrointestinaux.

Expérimentant sur des lapins et leur faisant après gastrostomie une ulcération du pylore, il a constaté dans le sang de ces animaux, la présence d'une hémolysine (leur sérum hémolysait les globules rouges de lapin normal).

Il pense donc que l'anémie secondaire à des troubles gastro-intestinaux ne relève pas directement de ceux-ci, mais serait due à une substance hémolysante née au niveau de l'estomac ou de l'intestin.

## § 3. — **Théorie de l'hémorrhagie.**

Alors qu'une perte de sang isolée, même abondante, se répare facilement, les hémorrhagies répétées peuvent amener une anémie parfois très grave. On connaît l'action très anémiante des hémorrhagies utérines et hémorrhoïdaires. Des hémorrhagies analogues peuvent se rencontrer dans le cas de cancer de l'estomac, laissant à leur suite le malade très anémié et se relevant très lentement de cette déperdition sanguine ; d'autant plus lentement, que dans cette affection les pertes de sang peuvent souvent passer inaperçues et se répéter ainsi pendant longtemps.

Pour Hayem des pertes de sang même très légères peuvent suffire parfois pour amener un état grave. « Ces malades perdent d'une manière constante une certaine quantité de sang au niveau de la tumeur, et ces petites hémorrhagies incessantes produisent des lésions profondes du sang. »

Bien que par la réaction de Weber on puisse très fréquemment reconnaître la présence du sang dans les selles, il croit cependant que ces hémorrhagies ne sont pas suffisantes la plupart du temps pour amener une telle anémie, et il admet qu'il faut presque toujours invoquer en même temps un autre facteur qu'il pense être une substance hémolytique d'origine toxique.

## § 4. — **Théorie de l'hémolyse.**

1º *Action toxique des extraits cancéreux.* — Grawitz pensait que les toxines cancéreuses avaient une action lymphagogue et amenaient ainsi une dilution du sang qui tiendrait sous sa dépendance l'anémie et les lésions sanguines.

L'étude des extraits de tumeurs cancéreuses, de leur action sur les animaux d'une part, sur les globules rouges humains d'autre part, la recherche dans le sérum des cancéreux de substances à action hémolysante, ont montré en effet que les toxines cancéreuses ont une influence évidente sur la déglobulisation.

Mme Girard-Mangin et Roger ont étudié sur des animaux l'action produite par l'injection d'extraits de tumeurs malignes. Injectés à des lapins, ces extraits eurent des effets de toxicité variables. Les cancers étaient d'autant plus toxiques qu'ils étaient plus mous ; ces derniers tuaient rapidement l'animal ou provoquaient à dose minine une cachexie lente.

Dans une seconde série d'expériences ils ont injecté à des lapins des extraits de reins cancéreux humains, et des extraits de rein de porc normal ; les extraits cancéreux ont comme précédemment amené la mort ; l'extrait de rein normal injecté à dose quatre fois plus forte n'amena aucun trouble.

Bien qu'on sache déjà que les tissus normaux et en particulier les tissus glandulaires sont toxiques (Roger. *Soc. biol.*, 30 octobre 1891), il est intéressant de voir que, si ces extraits injectés à forte dose peuvent amener la mort, les extraits cancéreux produisent les mêmes résultats à dose incomparablement plus faible.

En outre, il est à remarquer qu'un lapin à qui l'on injecte une première dose non mortelle résiste mieux à une seconde injection, comme s'il se produisait une sorte d'immunité.

Dernièrement, Mme Girard-Mangin a trouvé une toxicité très grande aux extraits de tumeurs ulcérées. Ils occasionnent une hémolyse immédiate, et chez les animaux qui ont résisté quelque temps, le foie est infiltré de pigment ferrique, la moelle osseuse est en pleine réaction.

Le même auteur a constaté dernièrement une toxicité beaucoup plus grande dans les liquides de pleurésie cancéreuse que dans ceux de pleurésie tuberculeuse.

2° *Action hémolytique des extraits cancéreux*. — Bard, le premier, en 1901, a montré que les exsudats hémorrhagiques pleuraux cancéreux avaient sur les globules rouges une action hémolytique qui n'existait pas pour les exsudats non cancéreux. Il pensait que cette hémolyse pouvait être considérée comme jouant un rôle dans la cachexie cancéreuse.

Milian avait dans ses expériences obtenu les mêmes résultats.

Depuis, de nombreux travaux ont montré que les extraits de tumeurs et le sérum des cancéreux contiennent des substances hémolytiques.

Kullmann, en 1904, extrayait des tumeurs malignes des substances hémolysantes qui, thermostabiles, détruites par l'alcool, de nature assez complexe, se présentaient d'une façon manifeste comme des poisons sanguins.

Micheli et Donati (1903) avaient obtenu des résultats analogues.

De même, Tallqwist et Faust isolèrent de la muqueuse stomacale dans le cas de cancer de l'estomac, des substances grasses très analogues aux lipoïdes du bothriocéphale, dont ils avaient montré l'action hémolysante.

Crile a constaté que les extraits de tumeurs malignes avaient la même action ; les extraits de tumeurs bénignes ne l'avaient pas.

Weil (1907), a montré que les tumeurs nécrotiques possèdent un pouvoir hémolytique bien supérieur à celui des autres tumeurs, et que leur poison diffère par une composition plus simple et une plus grande résistance à la chaleur.

Braza dans les extraits de tumeur cancéreuse, a reconnu

l'existence d'un poison dont l'action est hémolytique vis-à-
vis des globules rouges de sujets sains, de malades atteints
d'affections non cancéreuses, et de cancéreux. L'extrait de
tissu cancéreux frais hémolyserait même plus fortement les
globules de cancéreux.

Il explique ce phénomène en supposant que les globules
rouges des cancéreux sont influencés par l'isolysine qui se
trouve assez fréquemment dans le sérum de ces malades.
L'action hémolytique du néoplasme s'ajouterait à celle de
cette isolysine.

Toutefois cette hypothèse paraît peu vraisemblable, puisque, chez des malades atteints d'affections variées et en
particulier de tuberculose, on rencontre fréquemment des
isolysines.

3° *Action hémolytique du suc gastrique dans le cancer
de l'estomac.*— Gräfe et Röhmer ayant corroboré par leurs
expériences celles de Neuberg et Reicher, qui avaient trouvé
des hémolysines dans le suc gastrique frais du chien, les
ont recherchées chez l'homme. Après un lavage d'estomac,
fait la veille au soir, ils font prendre à leurs sujets un repas
d'Ewald, et recueillent le contenu stomacal qu'ils saturent
avec une solution de NaOH en excès, puis après avoir traité
le liquide par de l'éther et une solution de NaCl, ils le mettent en présence de globules rouges de lapin.

Leurs recherches ont porté sur 127 sujets. Parmi ceux-ci,
20 sujets sains, 24 ulcéreux, 31 atteints de gastrite n'ont pas
donné de réaction hémolytique; au contraire, le suc gastrique de 36 cancéreux de l'estomac a hémolysé les globules
rouges. Chez 16 malades soupçonnés de cancer, ils ont obtenu 14 réactions positives (parmi ceux-ci, 3 malades, qui
furent opérés dans la suite, n'avaient pas de tumeur stomacale, mais l'un d'eux avait une pancréatite chronique).

Les substances hémolytiques qu'ils ont obtenues étaient

solubles dans l'alcool et l'éther, n'étaient pas détruites par la chaleur et avaient les propriétés des acides. Elles correspondaient probablement à un acide gras, qui, d'après les auteurs, proviendrait de la paroi stomacale ulcérée, mais ne peut être considéré comme spécifique, et se trouverait dans toutes les affections qui s'accompagnent d'ulcération de la muqueuse stomacale.

Dans un deuxième travail, leurs résultats ont été un peu différents.

Chez 6 sujets sains, ils n'ont pas obtenu de réaction positive.

Chez 24 ulcéreux, 6 fois ils ont eu une réaction positive ; dans les autres cas le suc gastrique n'était pas hémolytique.

Sur 26 affections stomacales de natures diverses, ils ont eu 9 résultats positifs ; 10 sur 10 cas de néoplasme ; 4 sur 6 néoplasmes douteux.

Ces expériences venaient donc bien à l'appui de leur théorie, l'hémolysine renfermée dans le suc gastrique de ces individus ne semblant pas spéciale au cancer.

Mais ils ont soupçonné que cette action globulicide peut provenir du reflux dans l'estomac du contenu duodénal au cas de dilatation de l'estomac : le suc duodénal, le suc contenu dans deux kystes pancréatiques surtout, avait un pouvoir hémolytique très marqué. L'extrait éthéré de bile n'avait aucune action. Recherchant alors la teneur en trypsine du contenu stomacal, ils ont constaté que le suc gastrique n'est hémolytique que quand la teneur en était élevée.

Pour eux, cette épreuve a plus de valeur lorsqu'elle est négative, puisque, d'après leurs expériences, une réaction négative n'est pas en faveur d'un néoplasme ; la réaction positive pouvant se montrer au contraire dans le cas d'affection bénigne de l'estomac.

Rose (1903) a obtenu les mêmes résultats que Gräfe et Röhmer, et les a retrouvés dans le cas d'ulcus et de gastroptose.

Fey et Lefmann (1908) ont recherché les substances hémolytiques dans l'eau de lavage de l'estomac cancéreux le matin à jeun ; ils ont fait le contrôle par des recherches sur des estomacs non cancéreux. Dans 17 cas, où il n'était pas question de cancer, 14 fois l'extrait éthéré de suc gastrique a été hémolytique, mais, dans ces cas, l'eau de lavage était colorée par de la bile ou contenait de la trypsine. Ils pensent que cette substance hémolytique vient alors dans ces cas, non de l'estomac mais du duodénum dont le contenu peut passer facilement dans l'estomac ; comme on ne peut s'opposer à ce reflux du contenu duodénal, ils en concluent que la valeur de cette réaction est bien douteuse.

La substance hémolysante n'est pas une hémolysine dans le sens que l'on donne habituellement à ce mot, puisqu'elle résiste à la chaleur ; elle se comporterait plutôt comme un agent chimique et non comme un sérum hémolytique vrai.

De plus, disent-ils, la bile et le suc pancréatique, la lécithine sont solubles dans l'éther, et il est très difficile de déceler leur présence. La valeur de cette réaction ne doit donc être acceptée que sous toute réserve.

Witte professe la même opinion, il se base sur les mêmes raisons que les auteurs précédents, et sur ce fait qu'il ne voit pas de différence entre les hémolysines contenues dans le duodénum, et celles du suc stomacal lorsque la trypsine en est absente.

Récemment, Neubauer et Fischer, ont fait des essais pour arriver à trouver une réaction spécifique à l'aide d'un ferment contenu dans l'estomac.

D'après Emerson, il est très vraisemblable que l'estomac des néoplasiques renferme un ferment albuminolytique qui, produit par le cancer lui-même, peut avoir une action plus puissante sur les corps albuminoïdes que celle de l'estomac sain. Neubauer et Fischer ont pensé que les peptides découvertes par Fischer, qui n'étaient pas attaquées par la pepsine, seraient digérées par le suc gastrique des carcinomateux. Ils ont obtenu des résultats probants, mais la réaction était gênée par la présence de sang et de ferment pancréatique dans l'estomac.

Pour le moment, la preuve de la présence de substances hémolytiques spécifiques dans le suc gastrique des cancéreux, n'a pas encore été faite d'une façon évidente, une technique peut être insuffisante et la présence d'autres substances d'action analogue venant entraver et fausser le résultat des expériences. Mais il semble, malgré tout, que le suc gastrique des carcinomateux contienne des substances globulicides d'une façon plus constante que celui des autres malades (Gräfe et Röhmer, Rose) ou des ferments peptolytiques, dont l'action sur les albuminoïdes est plus marquée que dans les cas où le malade souffre d'une affection gastrique, autre qu'un cancer de l'estomac.

4° *Action hémolytique du sérum des cancéreux.* — Ces recherches sont de date récente. Les premières ont été faites par Lewis et Tweedie.

Puis Kelling a étudié le pouvoir hémolytique du sérum des cancéreux sur les globules rouges d'animaux, qu'il lavait dans une solution de NaCl à 10 °/oo et mettait ensuite en présence de sérum humain.

Le sérum d'individus non cancéreux ne lui a montré que 11 fois sur 320 cas un pouvoir agglutinant faible ou nul ; celui des cancéreux au contraire a eu 119 fois sur 265 cas une influence agglutinante et dissolvante marquée.

Cependant le sérum des leucémiques ou des malades atteints d'anémie pernicieuse a un pouvoir hémolytique aussi considérable que celui des cancéreux.

En outre, dans certains cas de cancer du pylore, il n'a pas obtenu d'hématolyse ; mais plusieurs de ces malades ayant été gastro-entérostomisés dans la suite, leur sérum montra alors, quand leur état général se fut amélioré, un pouvoir hémolytique analogue à celui qui existait dans les autres cas.

Ces faits intéressants sont à rapprocher de ceux observés par Crile qui a aussi obtenu des résultats négatifs dans des cas de cancer avancé avec cachexie grave.

Dungern dans cinq cas de cancer, Rosenbaum dans 54 % de ses cas, Widerhœ obtiennent des résultats analogues sur des globules rouges d'homme ou d'animaux.

Crile et Beebe ont vu une forte hémolyse dans quinze cas de néoplasme, en expérimentant sur des hématies humaines.

Crile, dans d'autres recherches, a étudié comparativement le pouvoir hémolytique du sérum de cancéreux, de tuberculeux, d'autres malades ou de sujets sains, en faisant agir d'une part leur sérum sur des globules rouges humains normaux, et d'autre part le sérum d'homme normal sur les globules rouges de ces sujets.

Seuls, les malades atteints de cancer et de tuberculose lui ont donné des résultats positifs, dans 92 % des cas pour la tuberculose, dans 85 % des cas pour le cancer. Les cancers récidivés lui ont donné une proportion de 100 %. Les cancers opérés et non récidivés après un temps variant de trois à quinze ans, n'ont pas montré de réaction hémolytique. La réaction n'existait pas non plus chez les individus normaux ou ceux porteurs de tumeur bénigne. Dans certains cas (7 %) d'affections microbiennes il a obtenu une réaction positive.

Il y a donc une proportion considérable de résultats positifs dans le cancer et la tuberculose ; mais ces résultats diffèrent totalement dans l'un et l'autre cas. Alors que dans le cancer, comme dans les expériences précédentes, c'est le sérum sanguin qui hémolyse les globules rouges normaux, les hématies des cancéreux présentant une augmentation de leur résistance, dans la tuberculose, au contraire, c'est la résistance des globules rouges qui est diminuée.

Ces expériences tendent bien à prouver que le sérum des cancéreux contient des substances hémolytiques. Celles-ci paraissent nettement dues à la présence de la tumeur puisque l'auteur ajoute que, dans des cas de cancer où il avait constaté l'action hémolytique du sérum, une opération ultérieure supprimait cette action en deux à trois semaines, si on avait pratiqué l'exérèse du néoplasme; au contraire, elle persistait s'il s'était agi d'une opération palliative.

Camus et Pagniez ont observé aussi le pouvoir hémolytique du sérum de cancéreux.

Fischel constate la même action dans la moitié des cas environ; mais il l'a trouvée aussi chez des malades divers, atteints d'anémie intense. Pour lui, cette réaction se rencontrerait dans tous les états cachectiques.

Weil constate les mêmes modifications chez les chiens atteints de lymphosarcome, puis chez les cancéreux, mais dans des proportions moindres. Il les a rencontrées aussi dans des cas de tumeurs bénignes et rarement dans d'autres affections.

Si ses recherches ne concordent pas avec celles de Crile, et s'il refuse à cette réaction une signification pathognomonique, il n'en admet pas moins qu'elle est beaucoup plus fréquente au cas de tumeur maligne.

Crile et Weil avaient trouvé l'action hémolytique du sérum des cancéreux, le premier dans presque tous les cas récents, et dans 85 % des cas avancés, le second dans 40 % des cas récents et dans 56 % des cas anciens.

Blumgarten a repris leurs expérences en étudiant l'action réciproque du sérum et des hématies de cancéreux et de sujets normaux ou atteints d'affections diverses. Pour ne parler que des cancéreux, 78 % de ses malades lui ont montré un pouvoir hémolytique élevé. La résistance de leurs hématies aux solutions hypotoniques ne lui a pas parue augmentée ; et il croit que cette résistance ne concorde pas avec la résistance aux sérums hémolytiques.

Ottenberg et Epstein ont trouvé des isolysines 28 fois chez 38 cancéreux ; moins souvent chez d'autres malades ; dans un vingtième des cas seulement chez des sujets bien portants. Les sérums des cancéreux produisent une hémolyse plus forte et la moitié d'entre eux avaient même une action globulicide pour les globules rouges d'autres cancéreux. Pour eux, ces propriétés hémolytiques proviennent de produits autolytiques nés de la nécrose des tissus.

Weinberg et Mello ont étudié 75 cas de tumeurs malignes et n'ont trouvé d'isolysines que dans un quart des cas (28 %) ; pour eux, ces isolysines ne seraient pas spécifiques puisque ils en ont rencontré au cours de la tuberculose plus souvent encore que dans le cancer. Chez ces mêmes malades, la présence d'hétérolysines, étudiées sur les globules rouges de mouton, s'est montrée dans les mêmes proportions (29 %), mais « la quantité d'isolysine ne concordait pas nécessairement avec l'augmentation de l'hétérolysine ».

Guillot et Daufresne ont obtenus des résultats contradictoires.

Elsberg a eu l'idée, pour contrôler le pouvoir hémolytique, de faire la réaction suivante. Il pense que parfois la quantité de sérum qu'on met en présence des globules rouges à hémolyser peut ne contenir qu'une quantité insuffisante d'hémolysines, « mais si l'on injecte des cellules de sang normal « sous la peau d'un malade dont le sérum est hémolytique, il « y aura apport continuel d'hémolysines fraîches et l'hémo- « lyse si elle doit avoir lieu, sera totale ».

Il injecte sous la peau (après lavage dans une solution de NaCl) des hématies de sujet bien portant, d'un enfant de préférence. Chez cent individus normaux ou non cancéreux, il a vu au point de la piqûre une simple coloration brune ou bleuâtre de la peau ; mais chez vingt cancéreux, qui ont reçu en tout trente-quatre injections, il a vu, de trois à douze heures après l'injection, une réaction cutanée consistant en une tuméfaction légère, à bords plus ou moins nets, de coloration rouge sombre et sensible au toucher, qui diminue peu à peu et disparaît au bout de 8 à 24 heures.

Chez cent individus normaux ou non cancéreux, il n'a vu que trois fois une réaction analogue ; les autres malades ne présentaient au niveau de la piqûre que la simple coloration dont nous avons parlé.

Il suppose alors qu'il se produit chez les cancéreux une hémolyse locale, qui n'a pas lieu chez les autres malades.

Malgré les résultats moins probants obtenus par certains auteurs, il reste un fait acquis, c'est que, dans le cancer, le sérum a sur les globules rouges humains un pouvoir hémolytique qui, s'il n'est pas constant, existe cependant dans le plus grand nombre de cas et dont l'origine semble devoir être rattachée à la présence de la tumeur.

La tumeur cancéreuse contient des ferments protéolytiques. Les substances hémolytiques constatées dans l'estomac néoplasique par Gräfe et Röhmer, les ferments peptolytiques de Fischer vus dans le suc gastrique des cancéreux, proviennent, bien que la preuve n'en ait pas été faite d'une façon évidente, de la tumeur elle-même.

Peut-être les substances hémolytiques du sérum, qui se sont montrées parfois un peu différentes des hémolysines vraies par leurs réactions chimiques et leur résistance à la chaleur (Weil), sont-elles de même origine. Enfin le pouvoir antitryptique du sérum des cancéreux peut être expliqué aussi par ce fait que la tumeur, secrétant des ferments protéolytiques, il se fait dans l'organisme une production d'anticorps, dont l'apparition amène une élévation de l'index antitryptique du sérum et dont la présence permettrait peut-être de comprendre la résistance élevée des hématies dans le cas de cancer.

Nous pensons donc que les recherches que nous avons signalées plaident largement en faveur de l'action hémolysante d'un foyer cancéreux, par le passage dans le sang de substances globulicides : c'est là la cause principale de l'anémie cancéreuse.

Du reste, l'anémie cancéreuse n'est pas la seule pour laquelle on puisse invoquer la présence d'hémolysines dans le sang

Alessandrini a bien montré l'existence de pareilles substances au cas d'anémie dû au bothriocéphale ; d'autres en ont vu dans les états anémiques causés par le paludisme, dans l'anémie splénique. Chauffard et Troisier ont insisté dernièrement sur la présence des hémolysines dans les anémies graves.

Tixier pense que les anémies secondaires à des troubles gastro-intestinaux sont dues à une substance hémolysante dont l'action est à la fois destructive de globules rouges et stimulante vis-à-vis de la moelle osseuse. Pour lui cette hémolysine prendrait naissance simplement du fait du trouble fonctionnel du tube digestif et serait élaborée au niveau du tractus gastro-intestinal et non de la lésion elle-même (ulcère, cancer ou lésion inflammatoires), car ces malades, après traitement médical ou chirurgical (gastro-entérostomie et non exérèse), ont réparé leurs lésions sanguines.

Quoi qu'il en soit de ce mécanisme pathogénique, le fait important est que de nombreux auteurs considèrent que beaucoup d'états anémiques graves, les anémies cancéreuses en particulier, sont dues à la présence, dans le sang, de substances dont l'action destructrice sur les globules rouges est évidente.

5° *Preuves anatomiques de cette destruction sanguine.* —
Du reste à côté des faits qui montrent l'existence de substances hémolytiques dans les tumeurs cancéreuses et dans le
sérum des malades, l'anatomie pathologique vient nous donner la preuve qu'il s'agit de poisons qui ont pour effet la destruction des globules rouges.

Dans les organes qui sont chargés de retirer de la circulation les hématies dont le rôle physiologique est terminé,
on retrouve des traces de cette destruction sanguine.

Le fait est d'observation courante. De même que dans l'anémie pernicieuse, où les signes de destruction globulaire dans
la rate d'abord, dans le foie ensuite, sont souvent considérables, de même dans l'anémie cancéreuse et surtout les
anémies cancéreuses graves que nous avons étudiées, il
s'agit, comme le dit Aubertin, non d'anémies par soustrac-
tion, mais d'anémies par destruction.

La preuve en est dans la présence du pigment ferrique
dans la rate et le foie. Ces organes en contenaient dans de
nombreux cas parmi ceux que nous avons relaté. Aubertin
signale aussi ces lésions dans des cas semblables. « Ce sont
« bien là, dit-il, des lésions d'ordre hémolytique, qu'on voit
« au cours de l'anémie pernicieuse, qu'on réalise expérimen-
« talement dans les anémies par destruction, mais qui man-
« quent, nous l'avons vu, chez des animaux rendus anémi-
« ques par saignées répétées. »

Dans quelques cas même, la sidérose se voyait dans la
moelle et les ganglions, le processus destructeur des hématies ayant peut-être atteint alors une plus grande intensité.

6° *Réaction des organes hématopoïétiques.* — L'expé-
rimentation d'une part, l'anatomie pathologique de l'autre,
nous ont montré que dans l'anémie cancéreuse et dans le cancer de l'estomac en particulier, la cause principale de l'ané-

mie, nous ne disons pas la seule, réside dans la destruction globulaire parfois très intense, que produisent les poisons hémolytiques sécrétés par la tumeur.

S'il en était ainsi, la déglobulisation n'aurait qu'un temps, et l'anémie progressant très rapidement le malade mourrait en peu de jours.

Mais nous assistons à un processus de défense de la part de l'organisme, que nous pouvons constater en étudiant le sang et la moelle osseuse.

Une première réaction de défense consiste dans l'augmentation de résistance des globules rouges. La présence, dans le sang, des toxines cancéreuses amène très probablement la formation d'anticorps qui tendent à neutraliser l'action de celles-ci. Nous avons vu plus haut que certains auteurs ont invoqué cette pathogénie pour expliquer l'augmentation du pouvoir antitryptique du sérum des cancéreux. Pareillement, on peut penser que dans le sérum de nos cancéreux, il existait des anti-hémolysines dont l'action augmente la résistance des hématies et leur permet, in vitro, de résister à des solutions hypotoniques.

Mais ce n'est là qu'un des moindres côtés de la réaction de l'organisme; si les hématies sont devenues plus résistantes, elles n'en succombent pas moins et c'est à la moelle osseuse que revient le principal rôle : elle réagit en formant de nouveaux éléments sanguins, et l'examen du sang nous permet indirectement de nous rendre compte de son activité.

Cette réaction médullaire peut être spontanée, mais elle est favorisée aussi par la présence des substances hémolytiques dans le sang.

Carnot et Deflandre (*Ac. des Sc.*, 27 août 1906), avaient montré que le sérum d'un animal saigné a un pouvoir excito-hématopoiétique. Rénon et Tixier (*Soc. méd. des hôp.*, 9 mars 1906), ont pu obtenir la guérison clinique d'un malade atteint d'anémie pernicieuse en lui injectant du sérum antidiphtérique.

Roger et Josué, Bezançon et Labbé, Simon, avaient observé aussi la réaction médullaire qui suit les injections de sérum antitoxique. Ces substances étant hémolytiques, des hémolysines passent dans le sérum des malades injectés, qui amènent une réaction médullaire; celle-ci, intense au début, diminue ensuite, probablement par production d'anti-hémolysines. L'action excito-hématopoiétique des substances hémolytiques paraît donc évidente, soit qu'elles agissent directement sur la moelle, soit que leur action sur elle soit indirecte, par l'intermédiaire de la déglobulisation qu'elles occasionnent.

Dans le cas particulier du cancer de l'estomac, les hémolysines cancéreuses qui détruisent les hématies causent une activité réparatrice de la moelle.

D'autre part, dans le sang, il se forme des anti-hémolysines et celles-ci ont pour effet d'augmenter la résistance des globules rouges, mais le foyer producteur d'hémolysines en met continuellement en circulation; leur quantité augmente chaque jour, par suite de l'extension du foyer cancéreux qui les produit, ce qui explique que malgré cette augmentation de résistance des hématies, la déglobulisation suive son cours progressif.

Si nous examinons le sang, nous allons voir que les modifications qu'il subit, les altérations des globules rouges et des globules blancs, l'apparition d'éléments anormaux témoignent de la réaction importante régénératrice qui se passe dans les organes hématopoiétiques.

En effet, Aubertin, dans sa thèse, puis Vaquez et Aubertin, ont montré que dans les anémies graves l'examen du sang donne des renseignements précieux sur leur fonctionnement. Il y a un vrai parallélisme entre l'état du sang et celui des organes hématopoiétiques.

Dans l'anémie aplastique, par exemple, l'abaissement des leucocytes normaux, l'absence de myélocytes, la non apparition de globules rouges nains, géants ou nucléés, tous signes qui caractérisent l'absence de réaction myéloïde, coïncident avec une moelle jaune et graisseuse. Dans d'autres cas, une réaction médullaire insuffisante se traduit par le passage dans le sang d'éléments non différenciés (monos non granuléux).

Inversement dans le cas d'anémie plastique, on trouve, dans le sang, des globules rouges à noyau, des leucocytes, des myélocytes et la moelle est rouge, en pleine activité. Si dans l'anémie pernicieuse, on rencontre peu de ces éléments dans le sang, eu égard aux modifications anatomiques que l'on voit dans la moelle, c'est qu'en même temps qu'il y a néoformation, il y a aussi une destruction importante des éléments sanguins, qui se traduit par l'accumulation de pigment ferrique dans la rate et le foie. Mais il suffit que cette destruction cesse un moment pour que le travail de la moelle devienne efficace et que les lésions sanguines se réparent (c'est ce qui se passe dans l'anémie pernicieuse à rechutes).

Avant de faire l'étude de la réaction médullaire par l'examen hématologique, rappelons en quelques mots, l'origine des éléments figurés du sang chez l'adulte.

On admet actuellement l'existence, dans la moelle osseuse, de cellules mononucléaires à protoplasma homogène, clair, peu abondant, qui ressemblent aux lymphocytes, mais qui prennent naissance dans la moelle et non dans les ganglions. C'est la « cellule indifférente » d'où dériveraient tous les éléments sanguins (globules rouges et leucocytes). Telle est l'opinion des auteurs qui soutiennent la théorie uniciste.

Dominici a, en outre, décrit une cellule, qu'il appelle myélocyte non granuleux orthobasophile, formée d'un protoplasma se colorant énergiquement par les bleus et d'un noyau qui prend ces mêmes couleurs avec moins d'affinité.

L'une ou l'autre de ces cellules va donner naissance au globule rouge à noyau : peu à peu son protoplasma devient violacé (polychromatophilie) puis apparaît l'hémoglobine. Le mégaloblaste ainsi formé, son noyau se rétracte ainsi que son protoplasma, et il donne naissance au normoblaste dont le noyau se rétrécit et se fonce de plus en plus.

Le globule rouge normal dérive du normoblaste, soit par bourgeonnement du protoplasma (théorie abandonnée actuellement par la plupart des auteurs); soit par expulsion du noyau (Rindfleisch, Dominici, v. der Stricht); soit par dégénérescence du noyau dont les restes formeraient les plaquettes sanguines (Pappenheim), qui seraient ainsi une preuve de la formation active de globules rouges.

Des transformations analogues se passent du côté de la série blanche.

Le lymphocyte initial grossit, son protoplasma s'élargit, ainsi que son noyau ; il est encore homogène, non granuleux : c'est le petit myélocyte orthobasophile de Dominici.

Puis son protoplasma, qui est légèrement basophile, donne naissance à son intérieur à des granulations neutrophiles, éosinophiles, basophiles ; le noyau est volumineux et clair (myélocyte granuleux jeune).

Parfois au lieu de présenter des granulations, le protoplasma devient très basophile : c'est la cellule « d'irritation de Turk », qui représente un stade anormal et aberrant de l'évolution du myélocyte jeune. (Aubertin.)

Enfin, le myélocyte granuleux évoluant encore, se modifie; son noyau s'étrangle, devient irrégulier (forme de transition), puis se contourne en boudin pendant que, la chromatine se rétractant, il prend une coloration foncée : il est devenu le polynucléaire adulte que l'on voit dans le sang normal.

Quant aux leucocytes hyalins, si certains auteurs les font venir du lymphocyte initial de la moelle, d'autres pensent qu'ils naissent des lymphoblastes, originaires de la rate et des ganglions, qui donnent d'abord les petits lymphocytes ; ceux-ci par accroissement produiraient les mononucléaires.

Voyons maintenant l'étude du processus réparateur normal du sang et des formes cellulaires qui le caractérisent, pour nous permettre d'interpréter les lésions sanguines et médullaires que nous avons signalées dans les anémies graves au cours du cancer de l'estomac.

Aubertin, dans sa thèse, traite cette question en étudiant les anémies consécutives à des déperditions sanguines, et non à des altérations expérimentales du sang produites par des substances hémolytiques. Les premières, en effet, sont seules capables de nous renseigner avec exactitude, car chez elles, un seul processus est entré en jeu, et la moelle n'a pas été altérée par la présence d'une substance toxique, qui peut dévier ou modifier son activité réparatrice.

Aubertin s'est appuyé d'une part sur des travaux expérimentaux, d'autre part, sur l'observation de malades atteints d'anémies graves, à la suite d'hémorrhagies intenses. Il a reconnu ainsi que certaines modifications sanguines font partie du syndrome réparateur du sang, alors qu'on les considérait autrefois comme des altérations de destruction sanguine.

La poïkilocytose n'est pas un phénomène qui se produit au moment où on étale le sang sur lame.

Nous avons pu nous rendre compte que l'on rencontre de la poïkylocytose chez les malades très anémiques ; elle manque chez les individus normaux.

En outre, si elle existe dans les jours qui suivent une forte hémorrhagie, elle manque dans les premières heures quand la réparation sanguine n'a pas encore atteint toute son énergie; elle manque encore dans l'anémie aplastique dans laquelle le processus réparateur manque aussi.

L'anisocytose (apparition de globules nains et de globules géants), la polychromatophilie rentrent dans le même ordre de lésions. La polychromatophilie, qu'Aubertin a retrouvée dans ses cas d'anémie posthémorrhagique, avait été déjà considérée par Gabritchewski, puis Dominici, comme une propriété des hématies jeunes.

La quantité d'hémoglobine contenue dans le sang augmente, aussi, progressivement. Cette augmentation, faible au début, devient plus importante par la suite, et si, au début, la valeur globulaire est faible, elle augmente plus tard et dépasse l'unité.

Les globules à noyau sont constants : ils apparaissent dès les premiers jours et disparaissent quand le chiffre des hématies a augmenté; dans les cas graves cependant (hémorrhagies ou saignées répétées) ils persistent plus longtemps.

Ce sont surtout des normoblastes auxquels se joignent quelques mégaloblastes qui, du reste, sont constants. Ceux-ci représentent un stade antérieur au normoblaste et non un élément anormal, les formes intermédiaires entre eux et les normoblastes étant nombreuses. Aubertin considère l'apparition des mégaloblastes comme un signe plus rare, indice d'une anémie plus intense.

Il semble donc bien que l'apparition de globules rouges à noyau soit due à une réaction de la moelle pour réparer les pertes en globules rouges.

La leucocytose post-hémorrhagique est un fait connu depuis longtemps : au début, à type lymphocytaire, elle revêt rapidement le type polynucléaire; quelques éosinophiles apparaissent en même temps. Si les pertes de sang se répètent on voit alors apparaître des myélocytes.

Quant aux hématoblastes, leur nombre augmente beaucoup dans les jours qui suivent une hémorrhagie. Quel que soit le rôle que l'on accorde aux hématoblastes, leur présence en grand nombre est un signe de réparation sanguine.

Les organes hématopoïétiques sont pendant ce temps en état de réaction intense.

La moelle redevient active, passe à l'état de moelle rouge et contient dans son tissu un nombre plus considérable de globules rouges à noyau, de myélocytes, de polynucléaires, des formes intermédiaires et des mégacaryocytes ; en outre, on constate la présence de formes jeunes mononucléaires (cellules de Turk, petit myélocyte basophile, mononucléaires' non granuleux).

Dans la rate, on voit se former des globules rouges à noyau, et des myélocytes granuleux ou non. Notons que, comme il n'y a pas de signes d'hémolyse, on est en droit de considérer ces modifications comme des lésions de réparation sanguine.

Du côté des ganglions, ces modifications sont exceptionnelles.

Or dans les cas d'anémie cancéreuse que nous avons étudiés, comme, du reste, dans les cas d'anémie pernicieuse, les constations sont très analogues.

Si dans le cancer, nous avons noté en passant certaines modifications sanguines qui semblent dues aux poisons hémolytiques cancéreux circulants, nous avons, en outre constaté des altérations qui ne sont autres que celles qui se passent au cours de la réparation sanguine après hémorrhagie.

Si nous considérons en premier lieu les cas d'anémie cancéreuse grave, mais qui ne sont pas accompagnés de métastases dans la moelle, nous voyons que ces réactions sont analogues à celles que nous venons de décrire dans le sang et

les organes hématopoïétiques des sujets atteints d'hémorrhagies graves. Du reste, comme nous le verrons plus tard,
ces lésions sont comparables à celles que l'on rencontre au
cours de l'anémie pernicieuse, ainsi que l'a montré Aubertin.

Le poïkilocytose est pour ainsi dire constante ; la présence
de globules rouges nains et géants, de même.

Si la polychromatophilie est moins souvent signalée, nous
croyons pouvoir l'attribuer à ce fait qu'elle n'a pas été mentionnée dans beaucoup d'observations et que les auteurs ne
l'ont pas recherchée.

Les hématies nucléées sont citées dans beaucoup de cas,
les normoblastes étant, de beaucoup, les plus fréquents.

Ehrlich, chez de nombreux anémiques dont beaucoup
étaient des cancéreux, n'a vu que très rarement l'absence de
globules rouges à noyau coïncider avec une anémie grave.

Pour ce qui est des éléments de la série blanche, nous
voyons que, si dans certains cas la formule leucocytaire est
normale ou à peu près, dans d'autres on note une prédominance des mononucléaires, des formes intermédiaires, l'apparition des myélocytes, celles-ci pouvant coïncider avec une
polynucléose même marquée.

Si nous comparons ces résultats à ceux de la numération globulaire, nous voyons que les globules rouges à
noyau apparaissent dans les cas où l'anémie est le plus
intense ; il en est de même pour les formes intermédiaires
entre les monos et les polys et les formes anormales, les
myélocytes.

Nous pouvons donc supposer que dans ces cas, où la déglobulisation a été la plus forte, la moelle a réagi pour réparer
les pertes en éléments figurés. S'il est des cas où, les pertes
étant moins importantes, elle suffit à son travail, dans ceux
qui nous occupent, au contraire, elle reste au-dessous de sa

tâche. Les éléments qu'elle fournit, étant trop peu nombreux, n'ont pas le temps de passer à l'état adulte et sont lancés dans la circulation avant d'avoir terminé leur évolution.

C'est ainsi que pour ne parler que des formes dont l'étude a été faite dans la généralité de nos observations, nous voyons que les plus fréquents parmi les éléments jeunes mis en circulation sont les globules rouges à noyau, dans leur forme qui se rapproche le plus de la forme adulte, le normoblaste.

Deux fois seulement nous avons vu des mégaloblastes. Olga Stempelin, citant des cas analogues d'anémie cancéreuse grave, ne signale que rarement l'apparition des mégaloblastes. Ils coïncident, du reste, avec les cas d'anémie très intense et ceux où ont apparu des formes blanches anormales.

Tous les auteurs qui se sont occupés d'anémie cancéreuse ont reconnu la fréquence des globules rouges à noyau ; normoblastes en premier lieu et formes intermédiaires entre eux et les mégaloblastes ; les mégaloblastes arrivent en dernière ligne (Osler et Mac Crae, Rencki, Billings.) Jez en fait même un signe différentiel entre l'ulcère et le cancer de l'estomac. Il compare cette fréquence des hématies nucléées à celle que l'on rencontre dans les empoisonnements par l'arsenic et les autres intoxications où l'on voit une forte destruction sanguine. Il est probable en effet que dans ces affections, comme dans le cancer, les substances hémolytiques, continuant leur action destructive pendant que le sang se répare, obligent la moelle à un travail plus considérable que dans l'ulcère de l'estomac, où il n'y a eu qu'un seul élément anémiant : l'hémorrhagie.

Du reste quand cette réaction médullaire devient insuffisante, l'hémolyse étant trop intense, la mort ne tarde pas à survenir et la présence de mégaloblastes dans le sang est en général d'un fâcheux pronostic.

Dans d'autres cas au contraire, il semble que la réaction médullaire, énergique d'abord, s'épuise ensuite. C'est ainsi que Krokievicz cite un malade atteint de cancer de l'estomac, chez qui il a vu, dans un premier examen de sang, des normoblastes et des mégaloblastes ; mais ceux-ci avaient disparu lors d'un examen ultérieur.

Peut-être, faut-il rapprocher de ce cas celui de Menetrier et Aubertin : le malade, dont les globules rouges ne dépassaient pas 1.400.000, n'a pas, par deux fois, présenté de globules rouges à noyau. La réaction médullaire était donc insuffisante. Ehrlich a, du reste, signalé la signification pronostique grave qu'offrait l'absence d'hématies nucléées dans les cas où l'anémie atteint 1.500.000 globules rouges.

Pour ce qui est des leucocytes, leurs modifications semblent obéir aux mêmes lois.

La moelle, par sa réaction insuffisante, ne peut pas mettre en circulation des globules blancs adultes, d'où la diminution des polynucléaires, que l'on rencontre parfois, l'augmentation du nombre des formes intermédiaires entre les poly et les mononucléaires ou même l'abondance de ceux-ci ; enfin, dans les cas tout à fait graves, nous voyons apparaître les myélocytes.

Dans nos observations, les myélocytes n'ont été vus que dans les cas où les globules rouges étaient au-dessous de 1.000.000, où on a constaté des normoblastes, des mégaloblastes et souvent une grande abondance de formes intermédiaires.

Quant à la polynucléose, si la réaction médullaire sous forme d'éléments jeunes peut expliquer son absence dans certains cas, dans d'autres cas elle persiste ; mais ce fait rien d'anormal, puisque nous savons que dans le cancer de l'estomac le taux des polynucléaires est en général élevé, et il y a là deux influences inverses qui peuvent suivant les cas, modifier la formule leucocytaire et y introduire des variantes. Dans le cas de Menetrier et Aubertin, s'il n'existait pas de réaction normoblastique, en revanche il y avait une augmentation des monos et des formes de transition qui, pour ces auteurs, doit être interprétée comme une réaction médullaire; la moelle du reste était en prolifération active.

Nous avons vu plus haut les lésions médullaires et autres qui accompagnent ces altérations sanguines : elles sont tout à fait comparables à celles qui se rencontrent dans les états hémorragiques mais sont augmentées de lésions de sidérose, lesquelles témoignent de la destruction sanguine.

Voyons maintenant les cas ou le cancer de l'estomac s'est compliqué de métastases dans la moelle osseuse.

Ici les modifications sanguines sont encore plus marquées et rappellent souvent celles de l'anémie infantile pseudo-leucémique.

Dans les observations que nous avons rapportées, nous voyons la constance des globules rouges à noyau, dont le taux parfois très élevé dépasse de beaucoup celui des observations précédentes. Les mégaloblastes sont encore plus fréquents; nous les voyons dans les deux tiers des cas environ. En outre les modifications des noyaux sont beaucoup plus souvent signalées : figures de mitoses, karyokinèse, noyaux en feuille de trèfle, caryolyse, figures d'expulsion.

Si le chiffre relatif des polynucléaires est parfois diminué, c'est parce qu'il y a souvent augmentation des formes intermédiaires, et des myélocytes; ceux-ci sont souvent en nombre considérable : 4%, 8 %, 11 %. Enfin notons encore l'apparition de formes anormales (cellules de Türk, myéloblastes, métrocytes, même, dans cinq cas de Engel).

Mais si comme précédemment les lésions les plus graves semblent coïncider parfois avec les cas où l'anémie est la plus marquée, il semble d'autre part, que ce n'est pas l'anémie seule qui commande ces altérations.

Dans les cas de Noegeli et de Wölfler, par exemple, où les globules rouges atteignaient 2.168.000 et 1.550.0000 nous trouvons dans le premier, 6 myélocytes et de très nombreux globules rouges à noyau, normoblastes et mégaloblastes; dans le second, 4 myélocytes et 25.100 hématies nucléées par m. m. cube, chiffre beaucoup plus considérable que ceux que nous avons vus jusqu'ici. Dans le cas de Parmentier et Chabrol, les hématies nucléées atteignaient près de la moitié du nombre des globules blancs, les mégaloblastes entraient pour un tiers dans ce chiffre. Il semble donc qu'il y ait d'abord, et surtout, augmentation des hématies nucléées, et que cette augmentation survienne parfois sous une influence autre que celle de la diminution des globules rouges.

Inversement, dans un cas de Kurpjuweit, la prolifération cellulaire semblait porter surtout sur les éléments blancs, les myélocytes atteignant 8,7 % à 11 %, les mononucléaires subissant une augmentation aux dépens des polynucléaires.

Dans cette forme, la réaction médullaire paraît avoir un aspect moins uniforme que précédemment, et subir une influence modificatrice du fait de la présence des noyaux cancéreux dans la moelle.

Si nous consultons quelques observations de métastases médullaires au cours d'un cancer viscéral quelconque, nous voyons encore des modifications analogues.

Houston signale un cas de cancer du sein qui s'accompagna de métastases médullaires et qui, avec une anémie de 2.300.000 qui s'aggrava du reste par la suite (1.000.000), montra dans le sang la présence de nombreux mononucléaires, de myélocytes et de globules rouges à noyau.

Ceux-ci atteignaient la proportion de 7 % leucocytes et étaient pour les deux tiers des mégaloblastes. La prédominance des mégaloblastes persista encore dans les examens ultérieurs.

Epstein, pour un cas à peu près semblable (la malade
étant atteinte d'anémie très intense), compte un grand nombre de myélocytes, des cellules médullaires de Cornil et surtout des hématies nucléées extrêmement nombreuses formées
en majorité de mégaloblastes et dont les noyaux étaient en
karyokynèse ou en état de division directe.

D'autres observateurs ont encore remarqué le nombre élevé
des globules rouges à noyau, et parmi eux la fréquence des
normoblastes ; d'autres n'ont signalé que la présence de myélocytes, mais, ici encore, en proportion beaucoup plus considérable que dans les formes que nous avons étudiées tout à
l'heure 7 %, 11 %. (Kast, Arneth, Hirschfeld.)

Seule, parmi nos premières observations, celle de Sailer et
Taylor, avait présenté un chiffre aussi élevé de myélocytes,
9 %. Malgré cette contradiction apparente, nous l'avions
rangée dans les formes sans métastases,' puisque nous n'a-
vons pas vu cette complication signalée dans le protocole
de l'autopsie. Mais Olga Stempelin n'hésite pas à la mettre
parmi les cas compliqués de métastases médullaires. Elle
s'écarte cependant du type de nos observations par le petit
nombre de globules rouges à noyau, qui étaient tous des normoblastes. Il est vrai que, dans ce cas encore, la réaction
médullaire se traduisait par une abondance de formes blanches jeunes : myélocytose marquée, grand nombre de formes
intermédiaires (25 %) et de mononucléaires, les polynucléaires étant tombés à 43,7 %.

Les lésions anatomiques des organes chargés de rénover le
sang, sont en accord complet avec les lésions hématologiques.

Sans parler des lésions osseuses d'origine cancéreuse, ni
de la présence de cellules néoplasiques dans la moelle, nous
voyons que, dans ces cas, la prolifération cellulaire est beaucoup plus intense que dans les formes simples, où la moelle
n'a pas été touchée par le processus néoplasique. En outre, si

parfois les mégaloblastes ont été vus dans celles-ci, ils sont presque de règle dans le cas de tumeur métastatique de la moelle. Presque toutes les observations les signalent et insistent sur leur nombre et sur celui des normoblastes; leur noyau présente des figures de division. A côté d'eux se voient des myélocytes plus nombreux que précédemment, des cellules de Türk, des mégacarocytes même, enfin des cellules d'aspect anormal, qui sont probablement des myélocytes altérés, et d'autres formes cellulaires d'une interprétation difficile.

Du côté de la rate, il s'agit d'une véritable transformation myéloïde. On l'a rencontrée dans le foie et même dans les ganglions (1 cas, Kurpjuweit). Notons en outre que cette transformation de la rate s'accompagne d'hypertrophie parfois considérable, ce qui se rencontre rarement dans l'anémie pernicieuse et rappellerait plutôt la splénomégalie de la leucémie.

En somme, nous voyons que la formule hématologique, dans les cas de métastase médullaire, s'écarte sensiblement de celle de l'anémie cancéreuse pure.

Cette modification de la formule est un fait déjà observé par les auteurs qui insistaient sur la présence des mégaloblastes et sur le grand nombre des myélocytes.

Pour Frese, la présence de globules rouges nucléés abondants et de mégaloblastes est un signe de métastase médullaire; c'est aussi l'opinion de Conti et Rossi.

Donati se base surtout sur la présence des mégaloblastes et des myélocytes. Ceux-ci ont une grande importance pour Kurpjuweit; dans tous les cas qu'il a vus, sauf un, leur nombre variait de 4 % à 7 %.

Luzzato, se basant sur ces différents signes, a pu faire ainsi dans un cas, par l'examen hématologique, le diagnostic de cancer de l'estomac compliqué de cancer secondaire de la moelle.

Si donc, dans cette forme, certaines lésions sanguines, telles que anémie intense, valeur globulaire élevée, leucocytose semblent parfois en défaut, d'autres altérations nous semblent avoir une signification plus précise : c'est parfois la mononucléose avec augmentation des formes intermédiaires entre les poly et les mononucléaires, mais surtout la présence dans le sang, à côté de certaines formes normales, du reste rares, de globules rouges nucléés en abondance, avec une proportion élevée de mégaloblastes, à noyaux avec figures de mitose, en karyokinèse, en caryolyse, en division directe et de myélocytes neutrophiles et éosinophiles.

Ces signes hématologiques, joints à des douleurs osseuses intenses, à des troubles fonctionnels consécutifs aux douleurs ou aux altérations osseuses, à une certaine parésie musculaire, doivent faire porter chez un malade très anémique, atteint de troubles gastriques parfois peu précis, mais dont on soupçonne la nature néoplasique, le diagnostic de métastase cancéreuse dans la moelle osseuse.

### § 5. — Théorie de l'anhématopoïèse.

L'insuffisance médullaire a été invoquée par plusieurs auteurs, et en particulier par Hayem, pour expliquer la déglobulisation progressive et les lésions sanguines au cours des anémies graves et de l'anémie pernicieuse en particulier.

Dans un de ces cas que nous avons cité plus haut (Obs. X) il a vu des lésions tout à fait analogues à celles qu'il considérait comme pathognomoniques de l'anémie pernicieuse ; la diminution progressive des globules rouges, la disparition presque totale des hématoblastes, la non rétractilité du caillot, qu'il attribuait à l'insuffisance de la réaction médullaire ; puis pendant une assez longue période d'amélioration qui vint ensuite, ces signes disparurent et le nombre des globules rouges augmenta. Il semblait donc qu'à ce moment, le malade avait présenté un arrêt de l'hématopoïèse.

Dans le paragraphe précédent, nous nous sommes étendus sur l'origine hémolytique des anémies qui font le sujet de notre travail, et nous avons vu que cette origine était suffisamment expliquée par la présence de substances hémolysantes dans l'organisme des cancéreux d'une part, et d'autre part, par les traces de destruction hématique et les signes de rénovation sanguine, ces derniers, en tout comparables à ceux que l'on voit dans les anémies par hémorrhagie. La réaction médullaire paraissait évidente, et en même temps semblait se faire suivant un processus normal. Le cas de Luzzato est particulièrement favorable à cette interprétation ; dans ce cas en effet, les lésions hémolytiques étaient intenses dans le foie et surtout dans la rate, presque nulles dans la moelle. Il pense que les lésions sanguines étaient exclusivement dues à l'hémolyse, et non à un trouble de l'hématopoïèse.

Cette interprétation se rapproche beaucoup de celle que donne Aubertin, au sujet de l'anémie pernicieuse, comme nous le verrons plus loin.

Mais ne peut-on pas aussi invoquer une altération de la moelle pour expliquer ces anémies cancéreuses intenses, dans lesquelles la réaction médullaire, bien qu'énergique, est insuffisante cependant pour réparer la destruction continuelle des hématies.

Les poisons hémolytiques cancéreux, pour nos premiers malades, ces mêmes poisons joints aux nodules métastatiques médullaires pour les seconds, doivent probablement avoir une action d'arrêt sur le travail médullaire. Il n'y aurait pas anhématopoïèse à proprement parler, mais bien plutôt dyshématopoïèse (Parmentier et Chabrol.) Les signes d'hémolyse intramédullaire que nous avons signalés dans beaucoup d'observations, ces mêmes signes vus dans la rate, quand elle a subi la transformation myéloïde, sont bien des preu-

ves que le poison hémolytique peut agir sur le centre producteur d'éléments sanguins, et que son action peut s'exercer non seulement sur les éléments formés, prêts à être lancés dans la circulation, mais encore sur ceux plus jeunes qui
n'ont pas encore fait leur évolution complète. Le processus
de l'hématopoïèse peut donc en être troublé.

En ce qui concerne les métastases médullaires, leur action a sur la moelle une influence manifeste. Nous avons vu
les modifications très spéciales que présentaient dans ces cas
le sang et les organes hématopoïétiques. La réaction est, ici,
non pas moins intense, mais moins efficace, car, si la moelle
donne naissance à un grand nombre d'éléments néoformés,
ces éléments n'ont pas eu le temps de terminer leur évolution, ce sont des formes encore plus jeunes que dans les cas
d'anémie cancéreuse pure.

Cette insuffisance du travail médullaire sous l'influence
de la métastase cancéreuse, peut-être due (bien que l'on
sache qu'une quantité minime de tissu myéloïde suffise parfois
à régénérer le sang), soit au rétrécissement du champ hémato-
poïétique dans les cas où les os sont largement envahis par
les cellules néoplasiques, soit à une action spéciale de ces
cellules sur les éléments formateurs du sang. Cette action
peut consister, comme le veut Houston, en une excitation particulière de la moelle normale restante, qui produit alors des
myélocytes et des mégaloblastes en grande abondance, alors
que normalement ils sont en petit nombre ; ou bien en une
altération des éléments médullaires envahis peu à peu par les
cellules néoplasiques.

Enfin nous avons signalé l'hypertrophie de la rate et sa
transformation myéloïde fréquente. Pourquoi ne pas aussi
faire jouer un rôle à cet organe, pour expliquer [les modifications et l'altération de la formule leucocytaire, qui se rapproche parfois de celle de la leucémie. (Foa, Kurpjuweit.)

## § 6. — **Résumé.**

En somme, les lésions sanguines qui se rencontrent au cours du cancer de l'estomac peuvent, ainsi que nous venons de le voir, reconnaître de nombreuses causes.

La dénutrition, surtout en cas de sténose pylorique, joue un rôle évident. Les hémorragies, parfois abondantes, souvent latentes et peu importantes, ont aussi une action due surtout à leur répétition. Il ne faut pas non plus oublier l'action dépressive et cachectisante de certaines tumeurs à évolution rapide, et qui essaiment de bonne heure dans les autres organes.

Mais à côté de ces causes et des infections secondaires qui peuvent prendre naissance au niveau même du cancer ulcéré, à côté des troubles digestifs, nous pensons qu'il faut attribuer le rôle le plus important à la présence des substances hémolytiques dans le sang, qui occasionnent une déglobulisation intense, contre laquelle la moelle réagit par la production de nouveaux éléments sanguins. Mais cette action est le plus souvent insuffisante à réparer la déperdition sanguine et cette insuffisance est révélée par l'apparition dans le sang d'éléments jeunes incomplètement formés.

Peut-être faut-il penser que ces substances hémolytiques ont une action destructive plus grande dans les cas où les lésions sanguines sont au maximum, comme dans la forme anémique du cancer de l'estomac.

Si cependant l'action des hémolysines paraît suffisante pour expliquer la majorité de ces cas d'anémie grave, nous croyons que, dans les cas où le cancer gastrique se complique de métastases médullaires, on peut invoquer une action simultanée de ces métastases sur l'hématopoïèse, action qui se traduit par l'apparition d'une formule hématologique spéciale et d'une transformation myéloïde, peut-être vicariante, de la rate.

# CHAPITRE V

## DIAGNOSTIC

Nous avons vu que, en dehors des cas où il ne se révèle par aucun signe important et suffisamment précoce (hématémèse, vomissements à type pylorique ou tumeur), le cancer de l'estomac à forme d'anémie grave ne présente pas de caractères nettement tranchés et se rapproche de l'anémie pernicieuse dont il reproduit parfois exactement le tableau.

Essayons toutefois de donner quelques signes que nous croyons plus particuliers au néoplasme gastrique, et voyons si par l'étude clinique, les recherches hématologiques, les analyses de suc gastrique et les procédés de laboratoire, nous ne pourrons trouver quelques renseignements facilitant notre tâche.

### § 1. — Examen clinique

L'examen d'un malade atteint de cancer de l'estomac à forme anémique ne révèlera souvent que bien peu de signes qui pourront mettre sur la voie du diagnostic.

Décoloration de la peau et des muqueuses, teinte jaune de cire, ou même « pâleur de mort », amaigrissement parfois peu marqué, asthénie extrême, dyspnée intense au moindre effort, souffles vasculaires fréquents, hémorragies rétiniennes et mêmes troubles gastriques plus ou moins marqués, tous ces signes, au premier rang desquels sont la faiblesse et l'anémie qui va en s'accentuant chaque jour, sont communs aussi bien à l'anémie cancéreuse qu'à l'anémie pernicieuse.

Toutefois chez ces cancéreux, le teint est le plus souvent terreux ; l'embonpoint relatif signalé dans l'anémie pernicieuse manque parfois et le malade est amaigri.

Les troubles gastriques sont souvent un peu plus marqués ; dans d'autres cas, si on interroge le malade, on apprend qu'au début de son affection il a eu une hématémèse unique qui ne s'est pas reproduite ; ou bien ce sont des vomissements glaireux ou aqueux plus spéciaux au cancer.

Il est un signe clinique qui a une grande valeur ; c'est l'anorexie. L'appétit est souvent très diminué ou même aboli. Au début, le dégoût est électif pour les matières grasses, pour la viande surtout, parfois même pour d'autres aliments ; mais plus tard, le malade se plaint de ne pas avoir faim, et cette anorexie est un fait bien connu et qui manque assez rarement. Si donc chez un malade qui présente quelques troubles gastriques, on note de la perte plus ou moins complète de l'appétit jointe à des signes d'anémie et de dénutrition progressive, on doit immédiatement penser à un cancer de l'estomac. Disons cependant que cette anorexie toute spéciale semble avoir manqué dans plusieurs cas de cancer gastrique à forme anémique.

Les signes physiques manquent habituellement. Nous devons pourtant signaler un fait qui se rencontre souvent, même sur les malades chez qui une palpation attentive ne décèle pas de tumeur : c'est la tension de la région épigastrique. Quand on palpe le malade, on sent une résistance généralement unilatérale de la paroi qui ne se laisse pas déprimer ; résistance inconsciente, souvent indolore, due à la contraction réflexe du grand droit et qui a cependant une grande importance car bien souvent elle cache une tumeur.

La constatation de groupes ganglionnaires inguinaux ou axillaires, formés d'éléments petits, mobiles et indolores, la présence de ganglions sus-claviculaires et en particulier du ganglion décrit par Troisier peuvent être d'un bon appoint pour le diagnostic.

Gordon a attiré l'attention sur le fait suivant. Il a remarqué que la très grande majorité des cancéreux de l'estomac qu'il a examinés, présentait dans la position couchée, une diminution très notable parfois même absolue de la matité cardiaque.

Tenant compte des causes d'erreur dues aux adhérences, à l'emphysème, à l'hypertrophie du cœur, aux épanchements péricardiques possibles, il a pu ainsi porter le diagnostic de cancer de l'estomac dans des cas hésitants. Ce signe, sans être précoce, se montrerait plus ou moins longtemps avant l'apparition de la cachexie, de l'amaigrissement et de l'anémie. Il n'a jamais observé chez des malades non cancéreux, quelle qu'ait été la gravité de leur état, de disparition ou de diminution aussi marquée de la matité cardiaque.

Le cœur n'était jamais atrophié, mais il était toujours recouvert complètement par les deux poumons qui arrivaient à se toucher. Il pense que chez ces malades il y a une sorte de pseudo-emphysème, par perte de l'élasticité pulmonaire, analogue à la perte d'élasticité de la peau que l'on voit fréquemment chez les cancéreux.

Pour lui l'absence de la matité cardiaque milite fortement en faveur du cancer.

L'examen des urines qui révèle de l'hyper ou de l'hypoazoturie n'a pas donné de renseignements utiles dans les cas que nous avons étudiés.

### § 2. — Hématologie et étude du sérum sanguin.

Le sang, dans la forme anémique, est loin, nous l'avons vu, de présenter un type uniforme, moins encore que les formes habituelles de cancer gastrique.

La formule se rapproche beaucoup de celle de l'anémie

pernicieuse, d'autrefois la présence de métastases médullaires donne au sang une réaction myéloïde qui peut encore
augmenter la confusion.

*Leucodiagnostic.* — Nous avons vu l'importance qu'il fal-
lait attacher à l'étude du pouvoir antitryptique, de la leucocytose digestive et à celle de la résistance globulaire.

Dernièrement Achard, Bénard et Gagneux, ont remarqué
que les leucocytes semblent posséder une sensibilité spécifique à l'égard de certaines substances, auxquelles ils réagis-
sent même en dehors de l'organisme.

C'est ainsi que les leucocytes d'homme normal perdraient
leur activité en milieu morphiné ; ceux des morphinomanes
ne sont rien incommodés par les mêmes solutions ; pour
les paralyser, il est nécessaire d'employer des solutions plus
concentrées.

De même mis en présence de substances normales ou
pathologiques que contient l'organisme d'où ils proviennent,
leur activité phagocytaire se trouve augmentée.

Ces auteurs ont mis à profit cette propriété pour essayer de
faire le leucodiagnostic du cancer. Les globules blancs de cancéreux mis en présence d'extrait de cancer auraient eu un
pouvoir phagocytaire (sur des levures de muguet) plus ou
moins marqué, pouvoir que n'auraient pas présenté les leucocytes de sujets atteints de sarcome ou de tumeurs bénignes.

Delbet aurait trouvé de son côté des résultats concordants.

Il s'agit là d'une méthode fort intéressante qui si elle était
exacte pourrait rendre les plus grands services.

Malheureusement il semble bien qu'elle soit très sujette
à caution. Dès maintenant on ne peut y attacher aucune
créance et la question doit être reprise entièrement. A
propos de ces recherches et à la suite d'un article paru
récemment (*Presse Médicale*, 30 avril 1910) sous la signature

de MM. Bénard et Gagneux, MM. Achard et Bénard écri-
vent dans le même journal à la date du 4 mai 1910 : « Des
« recherches de contrôle que nous avons entreprises sur la
« question des leucoréactions spécifiques en général nous
« ont fait reconnaître, dans la méthode employée, des vices
« de technique qui sont de nature à fausser certains résul-
« tats obtenus. La question doit à notre avis être révisée.
« Nous estimons donc qu'il y a lieu de faire des réserves
« sur les interprétations tirées de faits incertains et sur leur
« application au diagnostic, en particulier en ce qui concerne
« le cancer. »

Au lieu de rechercher une réaction basée comme la précédente sur la spécificité cellulaire, d'autres auteurs ont
essayé de voir si les tumeurs des cancéreux ne renferme-
raient point des substances spécifiques sur lesquelles on
pourrait baser le diagnostic de cancer.

Depuis longtemps on a supposé que la présence d'une
tumeur cancéreuse chez un individu devait amener dans son
organisme la production d'anticorps destinés à neutraliser
les poisons qu'elle secrète.

Nous avons vu que les hémolysines que nous avons constatées dans le sérum des cancéreux, que l'existence dans ce
même sérum de substances antitryptiques, que l'augmentation de résistance des hématies peuvent être considérées
comme dues à la présence de substances qui se forment
dans le sang et dont l'action, dirigée contre la toxine cancéreuse, a paru dans certains cas être spécifique.

De nombreux auteurs, tant en France qu'à l'étranger, se
sont efforcés de trouver une réaction qui permît par ses
caractères spécifiques de porter un diagnostic ferme de cancer. Ils ont cherché à obtenir ce résultat en étudiant chez les

cancéreux la réaction précipitante et tout dernièrement la méthode de la fixation du complément.

**Précipitines.** — Griffiths, Feltz, Fritz Meyer, Gaudier avaient étudié les urines des cancéreux, mais ils n'avaient pu y déceler de substances spécifiques.

La recherche des précipitines a été faite dans le suc gastrique d'une part, dans le sérum d'autre part.

Maragliano, avait déjà, en 1904, pensé que l'on pourrait trouver dans le suc gastrique des cancéreux, le matin à jeun, une substance spécifique dont la présence permettrait de poser le diagnostic de cancer, et il avait fait des expériences à ce sujet. Plus tard il a continué cette étude, que Salomon avait aussi entreprise de son côté.

Celui-ci, tout d'abord, avait essayé de déceler dans le suc gastrique la présence de substances albuminoïdes, sécrétées par l'ulcération cancéreuse mais il avait obtenu des résultats contradictoires. Puis il a soumis le suc gastrique extrait le matin à jeun puis filtré, à la réaction de la précipitine.

Maragliano reprenant ces dernières expériences, fait ingérer au malade la veille de l'examen un repas liquide sans albuminoïdes; le soir, lavage d'estomac; le lendemain matin, après absorption d'un demi-verre de solution physiologique, on tube le malade. Le liquide retiré est injecté au lapin.

Le sérum de ces lapins en présence d'une solution de sang humain donne un précipité. Une fois ce précipité séparé par centrifugation, l'adjonction nouvelle de sang humain ne donne plus de précipité; mais mis en présence de liquide stomacal, recueilli selon la méthode de Salomon, il se forme un précipité floconneux net, si le liquide stomacal provient d'un cancéreux; il ne s'en forme pas dans le cas contraire.

Il a recommencé de nouveau ses expériences en modifiant sa technique pour éviter les causes d'erreur qui auraient pu provenir des substances albuminoïdes contenues dans l'estomac du fait des altérations de la muqueuse, d'une ulcération, des déchets épithéliaux ou de la sécrétion elle-même. Comme précédemment il n'a obtenu de précipitation ni avec le sérum humain, ni avec le liquide stomacal de malades atteints de gastrite ou autres affections non cancéreuses ; au contraire 17 cas de cancer, lui ont donné 16 réactions positives.

Serafini et Dietz, qui ont repris les expériences de Maragliano, n'ont cependant pas obtenu de résultats aussi nets.

Pribram et Salomon auraient obtenu des résultats plus concluants.

Le premier, Engel, en 1903, a essayé de faire le diagnostic du cancer en étudiant le sérum des malades.

Il injecte du sérum de cancéreux à des lapins et fait agir le sérum de ceux-ci sur celui de cancéreux et de non cancéreux, mais il n'a vu que des différences quantitatives entre les précipités obtenus.

Mertens n'obtint pas de résultats plus favorables. Trois néoplasiques sur cinq lui ont donné un résultat positif, mais un malade non cancéreux, réagissait, aussi, positivement.

Cependant, sa technique était plus perfectionnée que celle d'Engel. Craignant que le sérum, préparé par la technique d'Engel, n'eut une action précipitante portant à la fois sur les substances normales et sur les substances d'origine cancéreuses contenues dans le sang de néoplasiques, il a préparé deux sérums: le premier, *Fällserum*, en injectant à des lapins du liquide d'ascite cardiaque, le second, *Kennserum*, en injectant à d'autres lapins du liquide d'ascite cancéreuse.

Pour examiner ensuite le sérum d'un malade, il le met en contact, en premier lieu, avec le Fällserum, qui doit précipiter les substances non spécifiques, puis après centrifugation avec le Kennserum. Cette technique qui pourtant permettait d'éliminer une grand partie des causes d'erreur, ne lui a pas donné de résultats satisfaisants.

Pribram, Bermbach n'ont pas obtenu de réaction plus nette.

Romkes aurait vu la réaction se produire avec du sérum d'animaux injectés de produits cancéreux, mis en présence d'extraits cancéreux.

Kelling a expérimenté sur des animaux et sur l'homme. Il a obtenu des résultats satisfaisants dans de nombreux cas de cancer, en particulier de cancer gastrique. Si les tumeurs bénignes ne présentaient pas de réaction, trois cas de gastrique chronique, deux cas d'entérite tuberculeuse, sept cas sur neuf d'anémie pernicieuse ont réagi positivement.

Fuld, qui a suivi sa méthode, la rejette, car elle ne lui a donné aucun résultat.

Serafini et Dietz ont fait agir le sérum de leurs lapins sur des extraits aqueux de tumeur. Un précipité abondant s'était formé qui ne se produisait plus quand ils opéraient comme Mertens par précipitations fractionnées.

Weinberg et Mello ont inversement fait agir le sérum de leurs cancéreux sur des extraits de tumeur; ils n'ont pas obtenu de résultat.

Enfin, Weil et Braun ont basé leurs expériences sur la réaction lécithinique. Ils mettent en contact du sérum de cancéreux et une solution de lécithine. Au bout de deux heures d'étuve à 37°, il s'est produit un précipité neuf fois sur dix-sept cas.

*Fixation du complément.* — La recherche des anticorps dans le sang des cancéreux est de date récente. (Ranzi, Salomon, Ravenna.)

Livierato a fait le premier cette recherche au sujet du cancer de l'estomac; il s'est servi d'extraits de carcinome et de sarcome comme antigène et a recherché les anticorps dans le suc gastrique, prélevé aseptiquement, additionné d'une solution de soude et mis à l'étuve à 60° pendant une heure. L'alexine provenait du sang de cobaye.

Dans huit cas de cancer de l'estomac, il a constaté sept fois la fixation du complément en présence de l'antigène sarcome et carcinome. Au contraire, chez six individus normaux ou atteints d'affection stomacale non cancéreuse la réaction était négative.

Simon et Thomas, sur 50 individus normaux ont toujours obtenu, sauf une fois, des réactions négatives et sur 37 cancéreux, 24 réactions positives. Les réactions les plus nettes appartenaient à des cancers fermés ; les cancers du tube digestif et les cancers ulcérés et communiquant avec l'extérieur donnaient une réaction plus faible parce que, pensent-ils, les produits toxiques de ces cancers n'étaient pas tous résorbés.

Sampietro et Tesa ont reconnu aussi dans le sang des carcinomateux la présence de substances qui fixent ou sont capables de fixer d'autres substances qui existent dans les extraits aqueux ou alcooliques des tumeurs.

Pour Doyen, le sérum des cancéreux renfermerait aussi des anticorps spécifiques, avec lesquels il a obtenu la déviation du complément.

Weinberg et Mello ont recherché la même réaction, mais n'ont trouvé de résultats positifs que dans 20 % des cas de cancer environ, et la réaction n'était pas strictement spécifique puisqu'elle était obtenue aussi bien avec des tumeurs épithéliales qu'avec des tumeurs sarcomateuses.

Guillot et Daufresne pensent aussi que ces anticorps existent dans le sang des cancéreux, et ils expliquent par leur présence la guérison clinique que l'on a observée dans certains cas de cancer où l'opération avait été insuffisante. Mais leurs expériences ne leur ont pas donné de résultats positifs.

Ceux-ci ne sont donc pas en concordance avec ceux des auteurs précédents et ceux de Vidal (d'Angers), qui, opé-rant sur des chiens et leur injectant des extraits de cancer, a trouvé chez eux une production abondante d'anticorps ther-mostabiles, qui semblent bien être spécifiques.

## § 3. — Etude des fonctions gastriques.

Sans parler des sténoses pyloriques dans lesquelles le lavage d'estomac ramène le matin à jeun des débris alimen-taires facilement reconnaissables et où le syndrome de stase par rétention est des plus nets, on peut cependant souvent après un examen complet de suc gastrique, arriver à un dia-gnostic pour ainsi dire ferme de cancer de l'estomac. Rien ne peut davantage égarer un diagnostic que la recherche pure et simple de l'acide chlorhydrique libre, soit dans le liquide à jeun, soit dans le repas d'épreuve. La présence d'acide lactique que révèle le réatif d'Uffelmann aurait au dire de certains auteurs plus d'importance.

Mais il faut bien savoir que ce sont là des examens notoi-rement insuffisants parce que, d'une part, l'acide chlorhy-drique libre peut exister dans le cas de cancer, et d'autre part, il peut manquer dans certaines affections bénignes de l'estomac, tout au moins au moment de l'examen.

En effet, les cas de cancer où la présence d'HCl libre a pu être constatée sont un fait connu de tous et rapporté par de nombreux auteurs.

Il y a inversement des cas d'hypopepsie où l'HCl, absent ou faible à la 60e minute, n'apparaît qu'au bout d'une heure et demie ou deux heures, vers la fin de la digestion.

Nous avons pu voir chez M. Parmentier, de nombreux exemples de ces dyspepsies plus ou moins accentuées : ces malades étaient atteints parfois de troubles dyspeptiques va-

gues; d'autres fois ces troubles étaient plus graves : il s'a-
gissait alors ou de vieilles gastrites dégénératives, ou chez
des sujets jeunes, entre 25 et 40 ans (le plus souvent des
femmes) anémiés et fatigués, d'insuffisance fonctionnelle
gastrique avec atonie compliquée ou non de dilatation.

Chez quelques-uns de ces malades, le tubage à jeun, ra-
menait du liquide peu ou pas acide, constitué parfois par
de la salive, ne contenant pas d'HCl. Chez les autres, il n'y
avait pas de liquide.

Après repas d'épreuve, au bout de 60 minutes, on retirait
un liquide d'acidité variable, mais où manquait l'acide chlorhydrique libre (H).

Si l'on s'en était tenu aux réactions de l'HCl libre, on aurait
pu être tenté dans les cas douteux, chez quelques malades
âgés, de porter le diagnostic de cancer.

Mais, dans ces cas, l'examen complet du chimisme montre
que d'une part, les chiffres des différentes valeurs sont souvent diminués ; de plus, la digestion est prolongée et s'effectue
souvent en plusieurs temps, passant par plusieurs maximums
et cela bien après la première heure ; parfois même, le malade ayant un peu d'hypersécrétion gastrique, le travail de
l'estomac se continue indéfiniment, ce qui explique que le
matin à jeun on puisse trouver un peu de liquide; enfin
cette insuffisance de la digestion va de pair avec une évacuation tardive, qui se traduit par une concentration assez élevée.

Mais si l'on se reporte aux différents éléments du chimisme, on voit cependant que le chlore total (T), les chlorures fixes (F) (aux dépens desquels va se former l'HCl libre),
sont représentés par des chiffres sinon forts, du moins suf-
fisants, qui permettent de dire que si l'on tubait ces malades
en série, au bout d'une heure et demie ou de deux heures,
on verrait apparaître la valeur H qui manquait au début.

La concentration forte du liquide, la valeur faible aussi de $\frac{T}{F}$ la quantité minime des peptones, indiquent que la digestion est retardée et expliquent l'absence de H.

Ces faits, qui sont loin d'être rares, prouvent donc bien que la recherche seule de l'HCl libre est illusoire, et peut donner lieu à des mécomptes.

Dans quelques cas de cancer, H existe en faible quantité; mais cette valeur, à l'inverse de ce qui se passe dans les cas que nous avons vus plus haut, au lieu d'apparaître ou d'augmenter à une période avancée de la digestion, reste toujours à un taux peu élevé; de plus, elle se rencontre de préférence dans le liquide retiré à jeun.

D'autre part, cette rétention amène une augmentation de l'acidité par production d'acides anormaux, lactique, butyrique, acétique. Mais ces dernières considérations s'appliquent surtout au cancer du pylore.

Pfannenstil a insisté dernièrement sur certains signes connus déjà (Parmentier), qu'il donne comme pouvant permettre d'aider au diagnostic du cancer du début.

L'épithélioma gastrique amène une diminution de la motricité, qui retarde l'évacuation du contenu stomacal, retard tout différent de celui qui est dû à l'hypersécrétion, et dont rend compte le chiffre élevé de la concentration du liquide. Du fait de cette altération de la motricité (en dehors bien entendu des cas de cancer du pylore), il y a de la rétention microscopique alimentaire le matin à jeun, fait qui ne se produit pas normalement et que Pfannenstil a retrouvé dans un peu moins de la moitié des cas de cancer qu'il a examinés.

Le matin à jeun et après repas d'épreuve, le liquide stomacal renferme du sang parfois en quantité minime, mais dont on peut faciliter l'apparition en frottant la sonde contre les parois gastriques (Strauss). Parfois la sonde ressort de l'es-

tomac recouverte de quelques traînées sanglantes : ce signe
joint à une hypopepsie marquée, milite fortement en faveur du cancer (Parmentier).

D'autres recherches un peu plus délicates sont celles des
cellules néoplasiques dans le liquide gastrique ; de l'albumine dans le liquide de lavage (épreuve de Salomon), dont
la présence indique l'existence d'une ulcération ; des cellules de pus, qui peuvent apparaître précocement mais sont
à distinguer de celles qui peuvent provenir, après dégluti-
tion, des voies respiratoires ou de la muqueuse gastrique
elle-même, au cas de gastrite catarrhale ; mais dans le premier cas, elles sont accompagnées de cellules pavimenteuses ;
dans l'autre, après centrifugation elles forment un précipité
floconneux, plus muqueux, moins dense, moins abondant
que dans le cas de cancer.

Enfin nous savons que l'épithélioma saigne, et qu'à côté
des hémorrhagies abondantes, il s'en fait souvent d'autres
de bien moindre importance. Ces hémorrhagies occultes
sont, pour Boas, presque constantes, peu intenses et rebelles
à toute thérapeutique ; elles se reconnaîtront à la recherche
du sang dans les selles, par les réactifs appropriés (Weber,
Meyer). Elles sont différentes de celles que l'on rencontre
au cours de l'ulcère, et qui sont au contraire intermittentes,
assez intenses, et qui cèdent à la thérapeutique. (Boas.)

## § 4. — Diagnostic différentiel.

Depuis que Biermer, en 1868, a décrit la maladie qui
porte son nom, et qui, au début, était considérée comme une
entité morbide, de nombreuses observations sont venues démontrer que beaucoup de cas ainsi étiquetés, n'étaient que
des anémies graves secondaires. L'anémie pernicieuse dite
protopathique ou cryptogénétique devient de plus en plus

rare, et l'on croit même actuellement qu'elle représente un véritable syndrome.

Cependant à l'heure actuelle, il existe des cas où la cause de l'anémie reste encore cachée et échappe à nos recherches ; mais rien ne prouve qu'elle reconnaisse une cause particulière, toujours la même.

A quels signes peut-on reconnaître ou soupçonner qu'il s'agit d'une anémie pernicieuse protopathique et non d'une anémie secondaire à un cancer de l'estomac ?

Dans le cas d'anémie pernicieuse cryptogénétique, le malade est le plus souvent un jeune ; sa peau a une coloration jaune citron et non terreuse, ni jaune paille ; son embonpoint paraît conservé. Les hémorrhagies cutanées, muqueuses, rétiniennes sont fréquentes ; les souffles vasculaires sont fréquents aussi. Mais nous avons vu déjà ces symptômes, quand nous avons décrit la forme anémique du cancer de l'estomac.

Cette ressemblance se poursuit encore plus loin.

Dans l'anémie pernicieuse les troubles gastriques, quoique peu importants, sont fréquents ; parfois même les malades ont des hématémèses, des vomissements, de l'anorexie qui, souvent élective pour la viande, peut dans d'autres cas devenir complète.

Ces troubles digestifs dans l'anémie pernicieuse sont connus depuis longtemps. Fenwick, Henry et Osler, Nothnagel, Kinnicut les avaient remarqués et avaient trouvé à l'autopsie de ces malades, de l'atrophie de la muqueuse stomacale ; ils avaient même pensé y voir la cause de l'anémie. Depuis d'autres auteurs Oestreich et Strauss, Faber et Bloch, Roja avaient interprété les lésions d'atrophie gastro-intestinale soit comme des lésions consécutives à l'anémie pernicieuse, soit, avec les auteurs précédents, comme la cause de celle-ci.

Actuellement on s'accorde à reconnaître que dans l'anémie

pernicieuse, les lésions du tractus digestif, sont fréquentes, mais non constantes, et qu'elles consistent en une atrophie plus ou moins marquée de la muqueuse.

Mais si ces lésions contribuent à aggraver l'anémie (Osler) par le trouble qu'elles apportent au bon fonctionnement de la digestion, elles ne sont pas la cause efficiente de la maladie.

L'examen du chimisme gastrique s'accorde avec ces constatations.

Nombreux sont les cas où l'on constate de l'achylie au cours de l'anémie pernicieuse. Mais il faut aussi savoir qu'il y a d'autres cas où le chimisme est normal et d'autres encore où, inversement un malade achylique n'est nullement anémique. (Stockton, Martius).

A ce propos, Rollin a trouvé une certaine concordance entre le degré de l'anémie et l'absence plus ou moins complète d'HCl libre et il aurait même constaté une diminution de l'anémie chez un de ses malades après avoir traité son insuffisance gastrique.

Dans l'anémie pernicieuse, l'HCl libre peut manquer totalement, comme nous avons vu pour le cancer. Beaucoup de malades de Hayem avaient une hypopepsie intense, presque l'apepsie.

Un malade d'Agasse-Lafont présentait le chimisme suivant :

|  | à jeun | après 60 minutes |
|---|---|---|
| A | 0 | 0 |
| H | 0 | 0 |
| C | 66 | 98 |
| H + C | 66 | 98 |
| T | 374 | 270 |
| F | 308 | 172 |
| $\dfrac{A\text{-}H}{C}$ (α) | 0 | 0 |

|  | à jeun | après 60 minutes |
|---|---|---|
| $\dfrac{T}{F}$ | 1,20 | 1,57 |
| V. C | 0,0140 | 0,0898 |
| Q. | 35 cc. de liquide verdâtre (bile) sans résidus alimentaires Peptones. — Pas de sang. | 25 cc. de liquide mal émulsionné. Peptones. — Pas de sang. |

Valeurs très faibles sans HCl libre. Mais à côté de ces signes d'hypopepsie intenses on note une valeur nulle de α, qui, au cas de fermentations secondaires, dépasse de beaucoup la normale (0,86). Cette formule n'est donc pas celle d'un cancer, mais bien plutôt celle d'une gastrique atrophique. De plus le liquide retiré, soit à jeun, soit après repas d'épreuve, ne renferme pas de sang.

On voit presque par cet exemple que parfois la similitude est complète entre l'anémie pernicieuse et le cancer : il existe même une forme pseudo néoplasique de l'anémie pernicieuse où le malade présente de l'anorexie élective avec troubles gastriques graves, altérations du chimisme, absence d'HCl, élévation de α et présence d'acides de fermentations, tous signes qui peuvent faire porter le diagnostic de cancer de l'estomac.

Quant aux fonctions intestinales, alors que dans le cancer de l'estomac elles sont en général peu troublées, les malades atteints d'anémie pernicieuse ont, dit-on, souvent de la diarrhée; celle-ci est même, dans certains cas, abondante et rebelle, à tel point que quelques auteurs avaient donné ce signe comme constant. Toutefois cette diarrhée est loin d'être de règle.

Aoutons encore que, en dehors des hémorrhagies intestinales qui sont l'exception dans l'anémie pernicieuse, la réaction de Weber ne dénote jamais la présence du sang dans les selles.

Du côté des organes des sens, on a signalé la fréquence

des hémorrhagies rétiniennes, qui, pour Ewald, seraient
caractéristiques; mais nous avons vu qu'elles étaient fréquentes au cours des anémies graves dues au cancer de l'estomac. (Regnault en a signalé de nombreux cas dans sa
thèse.)

Les urines sont, dit-on, remarquables par leur teneur en
fer : l'indicanurie serait un bon signe pour Ceconi. Ces deux
particularités n'ont pas été signalées dans le cancer de l'estomac.

L'anémie pernicieuse, bien que qualifiée de progressive,
présente de fréquentes rémissions, et son évolution peut
durer des années. Pareillement, nous avons vu que la forme
anémique du cancer pouvait présenter des améliorations passagères.

L'examen du sang va-t-il nous donner des renseignements
plus précis ?

Si les lésions que l'on a constatées dans l'anémie pernicieuse sont variées, elles sont aussi très inconstantes dans
leur apparition.

Le nombre des globules rouges est très abaissé, descendant souvent au-dessous de un million. Cet abaissement
énorme du nombre des hématies a été donné comme un bon
signe, en même temps que l'augmentation de la valeur globulaire qui dépasse l'unité, par suite de ce fait que l'hémoglobine baisse moins que le chiffre des hématies.

L'anisocytose, la poïkilocytose sont des signes de réparation sanguine qui se rencontrent dans beaucoup d'états anémiques.

Les globules rouges à noyau sont considérés comme constants, en nombre variable, du reste, et apparaissent par
poussées (Aubertin), après une infection légère ou après
une période d'aggravation, d'autres fois sans cause apparente. Ce sont des normoblastes ou des mégaloblastes, ceux-

ci moins abondants. Malgré l'opinion d'Ehrlich, Aubertin dit que l'anémie pernicieuse est une anémie *avec* mégaloblastes et non une anémie *à* mégaloblastes, voulant indiquer par là que les mégaloblastes ne sont pas prédominants et que d'autre part ils ne forment pas la caractéristique du sang de l'anémie pernicieuse.

Le mégaloblaste, en effet, n'est « ni anormal, puisque on « le trouve dans la moelle à l'état physiologique, ni caracté- « ristique, puisque on a signalé sa présence dans les ané- « mies symptomatiques et dans l'anémie post-hémorrha- « gique ». (Aubertin.)

Engel, dans l'anémie pernicieuse a rencontré des métrocytes qui sont de volumineux globules rouges à noyau orangeophiles à petit noyau excentrique ; mais il les a vus aussi dans un cas de cancer de l'estomac « dont les globules rouges tombèrent de 1.440.000 à 400.000 et dont les leucocytes ne dépassaient pas 4.000, c'est-à-dire qui réalisait le tableau complet de l'anémie pernicieuse ».

Hayem avait pensé que le nombre des hématoblastes était diminué, preuve de l'insuffisance de la réparation sanguine ; mais, depuis, on a vu que souvent leur nombre était normal ou même augmenté ; d'autre part, Hayem les a vus manquer dans un de ses cas de cancer de l'estomac, comme nous le savons déjà.

Pour Aubertin, ils manquent dans la forme aplastique de l'anémie pernicieuse, qui se caractérise justement par l'absence de réaction médullaire réparatrice, mais dans la forme plastique ils sont une preuve de cette réaction. Leur absence a, comme le dit Hayem, un pronostic fâcheux puisqu'elle indique une absence de rénovation sanguine mais elle n'a rien de spécifique et peut se rencontrer dans tous les états anémiques graves.

Il en est de même pour l'irrétractilité du caillot, dont la signification est analogue.

La leucopénie a-t-on dit, ou tout au moins l'absence de leucocytose, est de règle dans l'anémie pernicieuse ; un nombre élevé de leucocytes est en effet exceptionnel. Ce serait peut-être là un bon signe différentiel, le cancer de l'estomac à forme anémique s'accompagnant le plus souvent d'une leucocytose qui peut atteindre des chiffres que l'on ne voit pas dans l'anémie cryptogénétique (25.000, 45.000). Mais il est à remarquer que dans certaines de nos observations nous avons constaté de la leucopénie et celle-ci coïncidait avec les cas où l'anémie était le plus considérable.

La formule leucocytaire est très changeante; polynucléaires, mononucléaires non granuleux avec cellules de Türk et grands lymphocytes d'Aubertin, myélocites granuleux apparaissent en abondance variable. On voit ou de la polynucléose (80 % à 83 %), ou une augmentation des myélocytes (14 % à 19 %), de grands lymphocytes et des mononucléaires, avec diminution des polynucléaires (50 % à 17 %). Le plus souvent, il est vrai, les polynucléaires sont en nombre moindre que normalement et les éosinophiles augmentent un peu.

Dans le cancer la formule est différente, mais non toujours, puisque dans un cas de Vaquez et Aubertin, il y avait une diminution des polynucléaires, 7 % de myélocytes, et un nombre assez élevé de grands lymphocytes et de cellules de Türk. Dans un autre cas les mêmes formes existaient, et les myélocytes atteignaient 20 %.

Il est donc impossible d'assigner une formule sanguine spéciale à l'anémie pernicieuse cryptogénétique. Nous avons signalé en passant les analogies les plus frappantes qu'elle présente avec les cancers gastriques à forme anémique que nous avons étudiées. Ces analogies se rencontrent à chaque page de leur histoire clinique et hématologique, ce qui permet de comprendre que souvent on a pris pour des anémies pernicieuses des cancers gastriques à forme anémique et qu'inversement on ait pensé à un cancer latent dans des cas où l'autopsie n'a révélé aucune tumeur. (Nœgeli, Abrams.) Toutefois nous avons vu que certains détails que l'on constate au lit du malade, certaines particularités hématologiques telles que diminution en général moindre des globules rouges, valeur globulaire faible, leucocytose et polynucléose, réaction myéloïde moins intense (sauf dans les cas de métastase médullaire) peuvent faire pencher la balance en faveur du cancer de l'estomac.

Des moyens plus précis nous restent qui nous permettent d'aller pénétrer plus avant, comme l'étude de la résistance globulaire. Elle est augmentée dans le cancer; dans l'anémie cryptogénétique, elle n'a pas été recherchée aussi souvent, Vaquez l'a vue augmentée dans un cas, Veyrassat diminuée. Ehni et Alexieff ont remarqué que les hématies déplasmatisées semblaient, dans l'ancienne pernicieuse, moins résistantes que normalement. Quant au sérum il ne semble pas hémolytique.

Enfin, les autres moyens d'exploration que nous avons étudiés au cours de ce travail pourront nous permettre de nous rendre compte dans la mesure du possible de l'origine cancéreuse de l'anémie et de la localisation gastrique du néoplasme, puisque nous ne pouvons tabler sur l'examen clinique et hématologique du malade, dont l'aspect est presque identique, qu'il s'agisse d'anémie pernicieuse protopathique ou d'anémie symptomatique de cancer de l'estomac.

C'est encore en nous basant sur ces mêmes moyens que nous pourrons reconnaître les anémies graves secondaires à d'autres affections.

Ces anémies pernicieuses secondaires ont été vues au cours du cancer du colon (Petit et Pierre Merle), du cœcum

(Lereboullet et Tixier), de cirrhoses du foie (Talley, Jona), au cours d'une néphrite chronique (Labbé, Lortat-Jacob, Salomon), au cours de la tuberculose (Labbé et Agasse-Lafont, Tixier, Pater et Rivet).

Nous avons parlé longuement des anémies secondaires aux hémorrhagies. Celles-ci seront plus faciles à dépister et il en sera, en général, de même pour l'anémie consécutive aux parasites intestinaux, l'anémie des mineurs, des paludiens, des infectés ou intoxiqués chroniques (syphilis, oxyde de carbone).

L'ulcère de l'estomac peut donner lieu à un syndrome anémique grave, lorsque le malade a eu des hémorrhagies abondantes et répétées. Mais ici le passé gastrique du malade à une grande importance ; la notion d'une hématémèse ou de mélæna manquera rarement ; l'anémie bien que grave n'atteint pas en général un degré aussi considérable et se répare souvent assez rapidement, car la perte de sang, seule, a été cause de l'abaissement des hématies, sans avoir été doublée d'une processus hémolytique. Le chimisme gastrique, l'examen de la résistance globulaire, etc., seront aussi utilisés.

La splénomégalie, que l'on rencontre chez nos malades, pourrait faire penser à l'anémie splénique myéloïde, qui s'accompagne d'une diminution marquée des hématies et de l'hémoglobine, d'une réaction myéloïde intense (globules rouges à noyau et myélocytes) de poïkilocytose et de polychromatophilie. La rate est grosse et le foie souvent hypertrophié. Il n'y a pas d'augmentation de volume des ganglions. Tous les intermédiaires ont été vus entre cette affection et l'anémie pernicieuse, dans laquelle la rate, en général non augmentée de volume, a été vue atteignant 300, 500 et même près de 800 grammes (Jackson).

Mais, dans l'anémie splénique, on peut distinguer deux

formes : l'une où les globules rouges à noyau prédominent sur les myélocytes : la formule sanguine est alors analogue a celle de l'anémie pseudo-leucémique de l'enfance : il y a une abondance très grande de globules rouges à noyau normoblastes et mégaloblastes, avec noyau en division, en pycnose, en forme de trèfle.

Dans l'autre forme, les myélocytes prédominent (5°/₀ à 20°/₀), il y a leucocytose légère 15.000, 20.000 ou plus, mais parfois le chiffre leucocytaire est normal. A l'inverse de la forme précédente, les hématies nucléées sont peu augmentées : 0.1 à 5 pour 100 leucocytes. Les mononucléaires sont peu augmentés, les polynucléaires sont souvent diminués. Cette forme a été décrite par Menetrier et Aubertin sous le nom de leucémie myéloïde fruste, en raison de la présence dans le sang de cette réaction myéloïde légère.

Enfin, en étudiant les cancers avec métastases médullaires, nous avons vu les modifications que ces complications apportaient dans la formule sanguine. De telles altérations peuvent nous faire penser aussi aux tumeurs primitives de la moelle, qui par leur présence amènent une « myélémie d'irritation ». (Pappenheim.) Ces tumeurs (myélomes, chloromes) troublent le bon fonctionnement de l'hématopoïèse, et s'accompagnent d'une anémie plus ou moins intense qui peut atteindre les chiffres notés dans l'anémie pernicieuse.

# CONCLUSIONS.

1º Le cancer de l'estomac, au cours de son évolution, s'accompagne communément de modifications sanguines un peu spéciales, susceptibles, dans la plupart des cas, de revêtir un type particulier.

2º Il se produit parfois au cours de cette affection des altérations du sang tellement marquées que la maladie prend alors l'allure de l'anémie pernicieuse : c'est la forme anémique, dont le type clinique et hématologique est tout à fait spécial.

3º Dans d'autres cas, le cancer se propageant à la moelle osseuse, donne alors une formule hématologique un peu différente, capable de faire soupçonner l'existence de métastases médullaires.

4º Parmi les causes généralement invoquées pour expliquer l'anémie cancéreuse, il faut citer, en première ligne, les substances hémolytiques d'origine néoplasique, dont l'action est démontrée soit par les recherches sur les toxines cancéreuses en général, soit par l'étude des hémolysines contenues dans le sérum sanguin. Une part, semble-t-il, doit être faite à l'anhématopoïèse, dans certains cas, et en particulier dans les cas de tumeurs métastatiques de la moelle des os.

5° Le diagnostic de ces formes atypiques est facilité par les examens de laboratoire, d'inégale valeur, d'ailleurs, tels que : examen de suc gastrique, recherche du sang dans les selles; étude de la résistance globulaire, de la leucocytose digestive du pouvoir antitryptique du sérum ; recherche des précipitines, de la réaction de fixation.

Ainsi, dans les cas difficiles, pourront être dépistées la véritable nature et la cause de ces anémies graves, qualifiées parfois d'anémie pernicieuse progressive.

# BIBLIOGRAPHIE

**Abrams**. — Progressive pernicious anæmia and malignant disease of the stomach. *Med. Record*, 28 avril 1900, p. 718.

**Achard** et **Bénard**. — Réactions spécifiques des leucocytes. *Soc. Biol.*, 13 nov. 1909.

**Achard, Bénard** (H) et **Gagneux**. — Leuco-diagnostic du cancer. *Ass. franc. Etud. du Cancer*, 21 février 1910 et *Soc. Biol*, 4 déc. 1909, 22 et 29 janvier 1910.

**Agasse-Lafont**. — *L'anémie pernicieuse protopathique*. Thèse de Paris 1906.

**Alexandre**. — *De la leucocytose dans les cancers*. Thèse de Paris 1887.

**Askanazy**. — De l'anémie due au bothriocéphale et de la valeur pronostique des mégaloblastes dans le sang des anémiques. *Zeitschr für klin. Med.* XXVII, 5-6, 1905.

**Aubertin**. — *Les réactions sanguines dans les anémies graves symptomatiques et cryptogénétiques*. Thèse de Paris 1905.

**Aubertin**. — La réaction du caillot et les hématoblastes dans les anémies. *Soc. biol.*, 15 janvier 1905.

**Aubertin**. — Du parallélisme entre l'état du sang et l'état de la moelle osseuse dans l'anémie pernicieuse. *Sem. Méd.*, 15 août 1906.

**Aubertin**. — Les anémies par anhématopoièse. *Sem. Méd.*, 15 juillet 1908.

**Bard** (L.). — Les formes cliniques du cancer de l'estomac. *Sem. Méd.*, 24 août 1904, n° 34, p. 265. *Semaine Médicale* 1905.

**Braga** (A.). — Sul potere emolitico degli estratti di tessuti carcinomatosi. *Boll. Soc. Med. di Parma*, nov. 1909, série II, année II, n° 8.

**Barlow**. — A case of carcinoma with progressive pernicious anœmia. *Medical Times and Gaz.*, 1882, p. 579.

**Barnes**. — *Lancet*, n° 4.460.

**Bergmann** et **Bamberg.** — *Berl. klin. Woch.*, 27 juillet 1908.

**Bermbach.** — *Med. Klinik*, 1906, n° 12.

**Bezançon** et **Labbé.** — *Traité d'hématologie.* Paris, G. Steinheil 1905.

**Billings.** — Signification de l'absence d'hématies nucléées dans les anémies graves. *New York Med. Journ.*, 20 mai 1899.

**Blanc.** — *De la forme anémique du cancer de l'estomac*, Thèse de Paris 1901.

**Blumgarten.** — Hémolyse et sérum des cancéreux. *Med. Record* 1909, p. 61

**Braunstein.** — *Deut. med. Woch.*, 15 sept. 1909.

**Brieger** et **Trebing**. — *Berl. klin. Woch.*, 1er juin 1908, 21 juil. 1909.

**Cabot.** — Anémie pernicieuse. Etude de 110 cas. *Americ Journ. of the Méd. Sc.*, août 1900.

**Capps.** — *Boston med. and surg. journ.*, 4 nov. 1897.

**Ceconi** (A.). — Considerazioni intorno all'anæmia perniciosa et alla sua diagnosi differenziale col cancro latente dello stomaco. *Rif. Med. t.* XXIII, n° 27, 1907.

**Chauffard** (A.) et **J. Troisier**. — Contribution à l'étude des hémolysines dans leurs rapports avec les anémies graves. *Soc. Méd. des hôp.*, 10 juillet 1908, n° 25.

**Clerc** (A.) et **Gy.** — Cancer latent de l'estomac à type anémique. *Soc. Méd. des hôp.*, 26 mars 1909.

**Clerc** (A.) et **Gy.** — Cancer gastrique et anémie pernicieuse. *Arch. Malad. du cœur, des vaisseaux et du sang*, avril 1909, n° 4, p. 223.

**Conti** et **Rossi.** — Hématologie du cancer de l'estomac à forme anémique. *XIXe Congrès de la Soc. Ital. de Méd. Int.*, Milan. 4 et 8 oct. 1909.

**Crile** (C.). — The cancer problem. *Journ. am. med. assoc.*, juin 1908, p. 1883.

**Crile** (C.). — Hémolyse dans le cancer et la tuberculose, *Journ. Am. Med. Assoc.*, 12 déc. 1908, p. 2.036.

**Crile** et **Beebe.** — *Journ. of Amer Med. Assoc.*, 1908, n° 1.

**Davidsohn.** — Anémie pernicieuse consécutive à un cancer de l'estomac. *Soc. Méd. int.*, Berlin 2 janvier 1905, *Presse Méd.*, 2 février 1905.

**Delbet** (P.). — Leuco-diagnostic du cancer. *Ass. franç. Etude cancer*, 14 mars 1910.

**Devic** et **Tolot.** — Cancer de l'estomac à forme d'anémie pernicieuse. L'anémie pernicieuse progressive est-elle une entité clinique. *Lyon Méd.*, 1904, t, CII, n° 10, p. 453.

**Donati.** — Diagnostic du cancer, *Giorn. dell. Accad. Med. Tor.*, mai 1901, p. 405.

**Doyen.** — Diagnostic du cancer par une réaction spécifique, *Soc. Biol.*, 9 mai 1908.

**Ehni** et **Alexieff.** — De la résistance des globules rouges déplasmatisés dans l'anémie pernicieuse. *Bull. Soc. de Biologie de Paris*, 20 juin 1908.

**Einhorn.** — Achylie gastrique et anémie pernicieuse. *Med. Record*, 28 février 1903 et *Arch. für Verd. Krank.* Band IX, 1903, p. 147.

**Eisenlohr.** — Blut und Knochenmark bei progressiver pernicioser Anämie und bei Magencarcinom. *Deut. Arch. f. klin. Med.* 1877, s. 495-512.

**Elsberg.** — Une réaction cutanée dans le carcinome par l'injection sous-cutanée de globules rouges humains. *Journ. of Amer. Med. Assoc.*, 27 mars 1909, p. 1036.

**Emerson.** — *Deut. Arch. f. klin. Med.* 1902, Bd. 72.

**Engel.** — *Deutsche med. Woch.* 1903, p. 897.

**Engel.** — Un cas d'anémie pernicieuse avec moelle jaune dans les épiphyses, *Zeitschr. f. klin. Med.*, Bd. XL, 1900.

**Engel.** — Sur les anémies pernicieuses. *Soc. Méd. Berlin*, 12 juin 1907.

**Epstein.** — Etude du sang dans la carcinose métastatique de la moelle osseuse. *Zeitschr. f. klin. Medicin*, 1896, Bd. XXX., p. 121.

**Ewald.** — Le sang et les hémorragies dans les affections du tube digestif. *Berlin. klin. Wochensch.*, 26 février et mars 1906.

**Ewald.** — Sur les anémies pernicieuses. *Soc. Méd. de Berlin*, 12 juin 1907.

**Faber** et **Bloch.** — Lésions anatomiques du canal digestif dans l'anémie pernicieuse. *Nord. Med. Archiv.* XXXII, 4, 1899, et *Zeitschr. f. klin. Med.* XL, 1, 2, 1900.

**Faust** et **Tallqwist.** — Sur les causes de l'anémie bothriocéphalique. *Arch. für exp. Pathol. und Pharmac.*, 1907, Bd. LVII, p. 367.

**Feltz.** — v. KULLMANN.

**Fey.** — v. LEFMANN.

**Frese** (O). — Ueber schwere Anæmia bei metastatischer Knochen Carcinose. *Deut. Archiv f. klin. Med.* 1900, Bd. LXVIII, p. 387. 3-4.

**Girard-Mangin.** — De la Toxicité des extraits cancéreux. *Soc. de Biol.*, 2 juillet 1909, 26 juin 1909.

**Girard-Mangin**. — Nature des poisons cancéreux. *Soc. de Biol.*, 16 juillet 1909.

**Girard-Mangin**. — Toxicité des épanchements pleurétiques. *Ass. franc. Etude cancer*, 17 janv. 1910.

**Gordon**. — Diminution de la matité cardiaque dans le cancer de l'estomac. *Lancet*, 9 avril 1904., *Brit. Med. Journ.*, 8 août 1908.

**Grâfe et Röhmer**. — Sur la présence de substances hémolysantes dans le contenu de l'estomac et sur la valeur de cette constatation pour le diagnostic du cancer de l'estomac. *Deut. Archiv für klin. Med.* Bd. XCII et Bd. XCIV.

**Grawitz**. — Ueber die Anâmien bei Lungentuberculose und Carcinose. *Deut. med. Woch.*, 21 déc. 1893. n⁰ 51, s. 1347.

**Grawitz**. — Zur Frage der enterogenen Entstehung schwerer Anämien. *Berlin. klin. Woch.*, 1901, n° 24, p. 641.

**Grawitz**. — Ueber Tödlich verlaufende Kachexien ohne anatomisch nachweisbare Ursache. *Berlin. klin. Woch.*, 22 juin 1903, n⁰ˢ 25-26, Bd. XI.

**Grawitz**. — Sur les anémies pernicieuses. *Soc. Méd. Berlin*, 12 juin 1907.

**Guillot** (M.) et **Daufresne** — Examen des sérums cancéreux par la méthode de la déviation du complément. *Ass. franc. Etude cancer*, 17 janvier 1910.

**Hartmann et Silhol**. — *Soc. de chir.*, 1901.

**Hayem**. — Du sang dans les anémies. *Société de biologie*, 4 nov. 1876. *Académie des Sciences*, 3 et 10 juillet 1876.

**Hayem**. — *Leçons sur les maladies du sang*. Paris 1900.

**Hayem**. — Forme anémique du cancer de l'estomac. *Arch. gén. méd.*, sept. 1904.

**Hayem**. — Forme anémique du cancer de l'estomac. *Presse méd.* 1898.

**Hayem**. — Sur un cas d'anémie symptomatique extrême. *Gaz hôp.*, 28 mai 1907.

**Hayem**. — Un cas d'anémie cancéreuse *Méd. Moderne*, 1897, n° 21.

**Hayem**. — Lésions de l'estomac de l'anémie pernicieuse progressive. *Soc. Méd. Hop.*, 26 mars 1896.

**Henry**. — *Arch. für Verd. Krank.* 1898, p. 1.

**Houston** (Th.). — The conditions that simulate pernicious anæmia *British Med. Journ.*, 14 nov. 1903, p. 1257.

**Israël**. — Anémie pernicieuse et troubles gastro-intestinaux. *Berlin. klin. Woch.*, 1895.

**Jez.** — Leucocytose dans le cancer et l'ulcère de l'estomac. *Wiener klin. Wochenschr.*, 2 et 9 avril 1898, p. 633-693.

**Jona.** — Cirrhose hépatique à forme anémique. *Policlinico Prat.* 1908, n° 7, p. 213.

**Kelling.** — *35ᵉ Congrès Soc. All. Chirur.* Berlin 4-7 avril 1906.

**Kelling.** — *Berl. klin. Woch.* XLIV, p. 1355, 1907.

**Kelling.** — *Wien. Med. Woch.* 1903, n° 30, 1904, nᵒˢ 37, 38.

**Kelling.** — *Berl. Med. Woch.* 1905, nᵒˢ 29, 30.

**Kelling.** — *Münch. med. Woch.* 1904, nᵒˢ 24, 43.

**Kelling.** — *Deutsches Arch. f. klin. Chir.* Bd. LXXX.

**Kinnicutt.** — Atrophie du tube digestif, ses relations avec l'anémie pernicieuse. *Amer Journ. of Med. Sc.*, oct. 1887.

**Krokiewicz.** — Cancer de l'estomac au cours de l'an. pern. *Wien. med. Woch.*, sept. 1899.

**Krokiewicz.** — Du sang dans le cancer de l'estomac. *Arch. f. Verd. Krankh.* 1900, Bd. VI, p. 25.

**Kullmann.** — Hémolyse par extraits cancéreux, *Berl. klin. Woch.*, 22 fév. 1904 et *Zeitschr f. klin. Med.* 1904, Bd. LIII.

**Kurpjuweit.** — Diagnostic des métastases malignes de la moelle ossense par l'examen du sang. *Deut. Arch. f. klin. Med.* Bd. LXXII, 1903, s. 553.

**Laache** (S.). — *Die Anamie* 1883.

**Labbé** (M.). — L'examen du sang peut-il servir au diagnostic du cancer. *Journ. des praticiens.* 31 mai 1902.

**Labbé** et **Lortat-Jacob.** — Anémie pernicieuse progressive, néphrite chronique. *Bull. Soc. Anat.*, 3 juillet 1903.

**Labbé** et **Salomon.** — Anémie pernicieuse progressive et néphrite chronique. *Bull. de la Soc. Méd. des hôp.* 1904.

**Labbé** et **Salomon.** Les anémies pernicieuses. *Revue de Méd.* 10 mai 1908, nᵒˢ 4 et 5.

**Labbé** et **Agasse-Lafont.** — Anémie pernicieuse progressive et tuberculose. *Soc. Méd. des hôp.*, 19 juin 1908.

**Landais.** — *Berl. klin. Woch.*, 8 mars 1909.

**Landau.** — Etude sur l'hémolyse. *Ann. de l'inst. Pasteur*, janv. 1903.

**Lang.** — *Zeit. für klin. Med.* XLVII, p. 175. 1908 — 1902. Bd. XLVII, p. 152.

**Launoy** (L.). — Action antitryptique du sérum des chiens cancéreux. *Soc. Biol.*, 12 juin et 10 juill. 1908.

**Lazarus.** — *L'anémie.* Vienne 1899.

**Lazarus.** — Sur les anémies pernicieuses. *Soc. Méd. Berlin,* 12 juin 1907.

**Lefmann** et **Fey.** — Hémolyse dans le cancer de l'estomac. *Med. Klin.,* IV, p. 17-51.

**Lereboullet** et **Tixier.** — Cancer latent du cœcum à forme anémique. *Soc. Méd. des hôp.,* 1908, nº 19.

**Lévy** (F.). — Les hémorragies occultes du tube digestif. *Gazette des hôp.,* 1908, nº 122.

**Livierato.** — Recherches biologiques sur le cancer de l'estomac. *Berl. klin. Woch.,* 1909, nº 17 et *Sem. Méd.,* 20 oct. 1909, p. 785.

**Luzzato.** — Anémie pernicieuse néoplasique. *Acad. Méd. Parma, in Morgagni,* 25 avril 1908.

**Mac Crae.** — Anémie pernicieuse. *Am. J. Med. Sc.,* janvier 1898.

**Maragliano.** — *Il Tommasi,* anno II. et *Arch. f. Verd. Krank.,* Bd. XIII, p. 452.

**Maragliano** et **Castellino.** — Résist. des glob. rouges au cours du cancer de l'estomac. *Arch. Ital. de biol.,* 1903, p. 55.

**Marcus.** — *Berl. klin. Woch.,* 6 avril 1908.

**Martius.** — Rapports de l'achylie et de l'anémie pernicieuse. *Med. Klinik,* 1ᵉʳ déc. 1904, année 1905, p. 1.

**Menetrier** et **Aubertin.** — Sur un cas de cancer de l'estomac à forme anémique. *Arch. gén. de Méd.,* juin 1902, p. 658.

**Mertens.** — *Deut. med. Woch.,* 1904, p. 203.

**Micheli** et **Donati.** — Sulla proprieta hemolitiche degli extratti di organi e di tumori maligni. *Rif. Medica,* 1903, nº 8.

**Mouisset.** — Etude sur le carcinome de l'estomac. *Rev. de Méd.,* 1891, p. 885.

**Mouisset** et **Tolot.** — Hématologie du cancer de l'estomac. *Rev. de Méd.,* oct. 1902, nº 10, p. 844.

**Mouisset** et **Petitjean.** — Anémies graves. *Lyon Médical,* 20 sept. 1908.

**Muir.** — Anémie pernicieuse sans réaction myéloïde. *British Med. Journ.,* 29 sept. 1900.

**Nægeli.** — Anémie pernicieuse et son diagnostic. *Wien. med. Woch.,* 22 août 1903.

**Neale.** — Cancer of the stomach or idiopathic anæmia. *Practitioner,* juillet 1883.

**Neale.** — Cancer of stomach ensuing after long suffering with symptoms of impoverished blood. *Zeitsch. Tokio. med Gesell.,* 1892, Bd. VI, nº 17, s. 46-49.

**Neubauer** et **Fischer**. — *Münch. med. Woch.* 1909, n° 9.

**Oestreich** et **Strauss**. — Lésions du tube digestif dans l'anémie pernicieuse. *Berlin. klin. Woch.*, 14 oct. 1907, p. 1300.

**Osler** (W.) et **Mac Crae** (T.). — Lésions du tube digestif dans l'anémie pernicieuse. *New York Med. Journ.*, 19 mai 1900, p. 757.

**Ottenberg** (A) et **A. Epstein**. — The diagnostic value of hémolysis in cases of cancer. *Arch. Intern. Med.* Chicago, juin 1909.

**Pagniez**. — *Actions exercées sur les globules rouges par quelques liquides de l'organisme.* Thèse de Paris 1902.

**Parmentier** et **Chabrol**. — Anémie grave et métastases cancéreuses dans la moelle des os. *Soc. Méd. des hôp.*, 30 juillet 1909.

**Petit** et **Merle**. — Cancer latent du côlon à forme anémique. *Soc. Méd. des hôp.*, 8 mai 1908.

**Pfannenstil**. — *Hygiea*, avril 1908.

**Poggenpohl** (Serge de). — Le pouvoir antitryptique du sérum sanguin *Arch. de méd. exp.* novembre 1909.

**Pribram**. — *Zeitsch. f. exper Pathol. und. Therapie*, 1903, Bd. III.

**Pribram** et **Salomon**. — *XXV*e *Congr. für inn. Mediz. Wien* 1908.

**Ranzi**. — *Deutsches Arch. f. klin, Med.* Bd. LXXXIV.

**Ravenna**. — Diag. du cancer par la déviation du complément. *Soc. de Méd. de Padoue*, 1907.

**Regnault**. — *Anémie pernicieuse et cancer de l'estomac.* Thèse de Lyon 1905.

**Reicher**. — Pathogénie et traitement de l'anémie pernicieuse. *Berl. klin. Woch.*, 12 et 19 oct. 1909.

**Remy**. — Contr. à l'ét. des sérums hémolyt. *Ann. Inst. Pasteur*, déc. 1905.

**Rencki**. — *Arch. für Verd. Krank.* Bd. VII, 1901, n°s 12 et 23.

**Rénon** et **Tixier**. — Anémie pernic. traitée avec succès par la radiothérapie et les injections de sérum anti-toxique. *Soc. Méd. hôp.*, 9 mars 1906.

**Ribierre**. — *Hémolyse et résistance globulaire.* Thèse de Paris 1903.

**Roger** et **Girard-Mangin**. — Rech. expér. sur les poisons cancéreux. *Pr. médic.*, 7 novembre 1906, 19 avril 1907.

**Rollin**. — Recherches cliniques sur les anémies. *Berlin. klin. Woch.*, 21 janv. 1906.

**Rose**. — *Deutsches Arch. f. klin. Medic.*, 1903 Bd. XCV.

**Rosenbaum**. — *Münch. med. Woch*, 1908, Bd LV, *Berl. med. Woch.* 1907, n° 42.

**Rosenstein.** — Un cas d'anémie pernicieuse. *Berl. klin. Woch.* 1877, n° 9.

**Rotky.** — Carcinose osseuse simulant l'anémie pernicieuse. *Prag. med. Woch.*, 18 janvier 1908.

**Sailer et Taylor.** — The conditions of the blood in the cachexia of carcinoma. *Intern. med. Mag.*, VI, 1897.

**Salomon.** — Dia. du cancer de l'estomac par la réaction à la précipitine. *25ᵉ Congrès all. de Méd. int.*, Vienne 6-9 avril 1908 et *Wien. med. Woch.* 1907, n° 3.

**Sampietro et Tesa** — *Ann. Ig. Sperim.*, T. XVIII f. 4, p. 667-676 (1908).

**Scott (A.).**— Report of cases of anæmia with observations upon their symptoms and morphology of the blood. *Am. Journ. of Med. sc.*, 1903, vol. CXXV, p. 377.

**Serafini et Dietz.**— *Giorn. della R. Accad. Med. Torino.* T. LXX f. 3-4, p. 141-155.

**Sergent et Lemaire.** — Anémie profonde et anasarque dans un cas de cancer latent de l'estomac. *Soc. Méd. des hôp.*, 23 octobre 1903.

**Silhol.** — *Examen du sang en chirurgie.* Thèse de Paris, G. Steinheil, 1902-1903. *Rev. chir.* 10 juin 1901.

**Simon et Thomas.** — *Journ. of experim. Med..* T. X, p. 673-689.

**Smithies.** — Hémolyse dans le cancer et la tuberculose. *Med. Rec.*, 27 nov. 1909.

**Stempelin (O.).**— Zur differential Diagnose der perniziosen Anamien *Med. Klin.*, 1908, n°ˢ 18 à 21.

**Stockton.** — Anémie pernicieuse et lésions gastriques. *Journ. of the Americ. Med. ass.*, 16 juillet 1904.

**Strauss.** — Rapport entre l'anémie pernicieuse et le tube digestif. *Berlin. klin. Woch.*, 1902.

**Talley.** — *Journ. of Amer. Medic. assoc.*, 3 oct. 08, p. 1143.

**Tallqwist.** — *Zeischr. f. klin. Med.*, 1907, Bd LXI.

**Tixier.** — *Rapports entre les fonctions digestives et l'hématopoïèse.* Thèse de Paris 1905-1906.

**Tuffier.** — Valeur sémiologique de l'examen du sang en chirurgie. *Association franç. de chir.*, XVIIᵉ Congrès, 1904.

**Vaquez.** — De l'anémie pernicieuse. *Soc. Méd. des hôp.*, 11 mars 1904.

**Vaquez et Aubertin.** — L'anémie pernicieuse d'après les conceptions actuelles. *Soc. Méd. des hôp.*, 18 mai 1904.

**Vaquez et Laubry**. — L'hémodiagnostic en chirurgie. *Presse Méd.*, 6 mai 1903.

**Veyrassat**. — *Résistance des hématies dans l'anémie pernicieuse et dans les cancers gastriques*. Thèse de Lyon 1902.

**Vidal** (E.). — Recherches sur les sensibilisatrices contenues dans le sang des animaux traités par des émulsions de cancers épithéliaux. *Ass. franç. Etu. cancer*, 21 fév. 1910.

**Villebrun**. — *Le cancer de l'estomac à forme anémique*. Thèse de Paris 1904-1905.

**Viola et Jona**. — *Arch. physiol.*, janv. 1893.

**Walter Fischel**. — *Berl. klin. Woch.*, 4 mai 1908, p. 882.

**Weil**. — *Journ. Med. Research.*, oct. 1908, p. 1883.

**Weil**. — *Proceed. Soc. for exp. biol. of med.*, T. V, f. 2, p. 43.

**Weil et Braun**.— Uber Antikörper bei Tumoren. *Wien. klin. Woch.*, 30 avril 1908.

**Weinberg**.— Sur l'hémodiagn. dans le cancer. *Bull. de l'Ass. Franç. pour l'ét. du cancer*, 20 déc. 1909.

**Weinberg** (M.) **et Ugo Mello**. — Recherche sur le sérum des cancéreux. *Soc. Biol.*, 29 oct. 1909.

**Whittemore**. — *Boston Med. and surg. Journal.*

**Witte**. — Diag. biologique du cancer et en particulier du cancer de l'estomac. *Berl. klin Woch.*, 21 juin 1909.

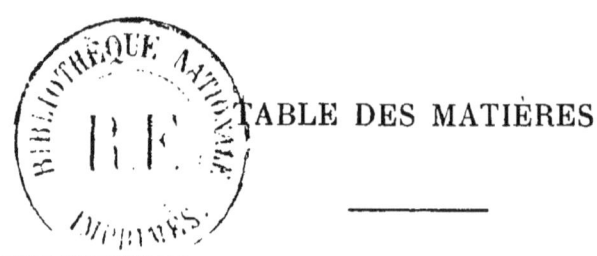

# TABLE DES MATIÈRES

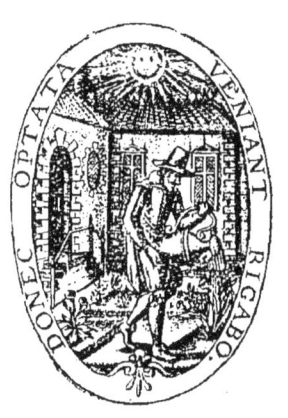

DONEC OPTATA VENIANT RIGABO

www.ingramcontent.com/pod-product-compliance
Lightning Source LLC
Chambersburg PA
CBHW070600050526

44396CB00007B/1349